Jenseits der Masken

Oliver Florig

Jenseits der Masken

Ideen und Übungen für ein authentisches und selbstbestimmtes Leben

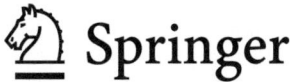

Oliver Florig
Praxis für Therapie und Coaching
Heidelberg und Kempten, Deutschland

ISBN 978-3-662-61306-1   ISBN 978-3-662-61307-8 (eBook)
https://doi.org/10.1007/978-3-662-61307-8

Die Deutsche Nationalbibliothek verzeichnet diese Publikation in der Deutschen Nationalbibliografie; detaillierte bibliografische Daten sind im Internet über http://dnb.d-nb.de abrufbar.

Springer
© Der/die Herausgeber bzw. der/die Autor(en), exklusiv lizenziert durch Springer-Verlag GmbH, DE, ein Teil von Springer Nature 2021
Das Werk einschließlich aller seiner Teile ist urheberrechtlich geschützt. Jede Verwertung, die nicht ausdrücklich vom Urheberrechtsgesetz zugelassen ist, bedarf der vorherigen Zustimmung der Verlage. Das gilt insbesondere für Vervielfältigungen, Bearbeitungen, Übersetzungen, Mikroverfilmungen und die Einspeicherung und Verarbeitung in elektronischen Systemen.
Die Wiedergabe von allgemein beschreibenden Bezeichnungen, Marken, Unternehmensnamen etc. in diesem Werk bedeutet nicht, dass diese frei durch jedermann benutzt werden dürfen. Die Berechtigung zur Benutzung unterliegt, auch ohne gesonderten Hinweis hierzu, den Regeln des Markenrechts. Die Rechte des jeweiligen Zeicheninhabers sind zu beachten.
Der Verlag, die Autoren und die Herausgeber gehen davon aus, dass die Angaben und Informationen in diesem Werk zum Zeitpunkt der Veröffentlichung vollständig und korrekt sind. Weder der Verlag, noch die Autoren oder die Herausgeber übernehmen, ausdrücklich oder implizit, Gewähr für den Inhalt des Werkes, etwaige Fehler oder Äußerungen. Der Verlag bleibt im Hinblick auf geografische Zuordnungen und Gebietsbezeichnungen in veröffentlichten Karten und Institutionsadressen neutral.

Fotonachweis Umschlag: © krissikunterbunt / Adobe Stock

Planung: Monika Radecki

Springer ist ein Imprint der eingetragenen Gesellschaft Springer-Verlag GmbH, DE und ist ein Teil von Springer Nature.
Die Anschrift der Gesellschaft ist: Heidelberger Platz 3, 14197 Berlin, Germany

Vorwort

Im Alltag spielen wir alle Theater. Man könnte auch sagen, wir tragen alle Masken: Die Maske des erfolgreichen Managers oder der kompetenten Juristin. Die Maske des herzhaft-fröhlichen Sportkameraden, der nachdenklichen Intellektuellen, der stets fürsorglichen und liebevollen Mutter oder des erfolgreichen Versicherungsvertreters. Viele dieser Masken helfen uns, gut zu funktionieren, in der Familie, im Beruf und in der Freizeit. Manche Masken tragen wir mehr oder weniger bewusst. In diesem Fall können wir sie auch leicht wieder ablegen. Manchmal aber ist das anders. Dann ist uns die Rolle, die wir gerade spielen, in Fleisch und Blut übergegangen. Wir spüren kaum noch, wer wir unter der Maske eigentlich sind oder sein könnten. Wir verstecken uns nicht nur vor den anderen, sondern auch vor uns selbst.

Wer bin ich – jenseits meiner Masken?

Ein solches Leben aber ist nicht nur anstrengend, es ist auch sehr unbefriedigend. Denn, wenn ich nicht mehr weiß, wer ich eigentlich bin oder sein will, dann bin ich nicht wirklich im Kontakt – weder mit mir selbst noch mit der Welt um mich herum. Ich tue und erlebe dann Dinge, die mir eigentlich nicht wirklich wichtig sind. Ich stelle dann etwas dar, das mir unter Umständen selbst nichts bedeutet. Und es stellt sich die Frage, wer mir diese Masken überhaupt aufgesetzt hat? Wer steuert gerade mein Leben, wenn ich diese oder jene Maske trage?

Wenn Sie das lesen, sagt Ihnen vielleicht eine Stimme: Ja klar, aber so muss das sein. Wir alle müssen ja funktionieren. Diese Stimme haben wir wohl alle – und es wäre unvernünftig, sie einfach zu ignorieren. Sie hat sicher ihren

Platz und ihre Berechtigung. Und doch hat mich persönlich eine andere Stimme nie losgelassen. Diese Stimme stellt leise, aber eindringliche Fragen: Ist das, was Du gerade lebst, alles? Warum fühlt sich Dein Leben manchmal so wenig lebendig an? Wie willst Du eigentlich leben? Worauf kommt es Dir an? Was ist für Dich letztlich wesentlich? All diese Fragen umkreisen ein und dasselbe Thema: Nämlich die Frage, wer ich eigentlich bin und sein will. Anders gefragt, wie könnte es gehen, authentisch und selbstbestimmt zu leben, anstatt ein Leben aus zweiter Hand zu führen, ausstaffiert mit den Kostümen, die mir die Gesellschaft zur Verfügung stellt?

Die eigene Sehnsucht ernst nehmen

Viele heutige Philosophen und manche Psychologen würden solche Fragen wohl für etwas altmodisch halten. Für sie ist die menschliche Psyche ein mehr oder weniger chaotisches und widersprüchliches Durcheinander von Gedanken, Gefühlen, Begierden und Gewohnheiten. Zu fragen, wer man eigentlich sein will bzw. wer man im Grunde ist, scheint in einem solchen Menschenbild sinnlos.

Ich aber möchte diese Fragen ernst nehmen. Genauso wie ich auch die Aussagen ernst nehme, die ich bei meiner Arbeit als Therapeut und Coach immer wieder höre. Viele meiner Klientinnen und Klienten sagen nämlich Sätze, die mit dem sonderbaren Wort „eigentlich" beginnen: „Eigentlich wollte ich schon immer …", „Eigentlich geht es mir ja darum, dass …", „Eigentlich war mir das schon immer wichtig, aber …" Ich bin überzeugt, dass es grundsätzlich Sinn macht, so zu reden. Das glaube ich nicht zuletzt deswegen, weil ich auch in meinem eigenen Leben so etwas wie einen roten Faden ausmache, der mir mit den Jahren immer deutlicher wird. Wenn ich diesen roten Faden verfolge, verstehe ich immer besser, wer ich bin und sein möchte. Dann gewinne ich an Klarheit, Kraft und Freude. Wenn ich diesen Faden hingegen aus dem Auge verliere, fühlt sich mein Leben sinnlos an und leer. Wie man einem solchen roten Faden auf die Spur kommt, darum soll es in diesem Buch gehen. Man könnte das Thema dieses Buches auch so formulieren: Wie kann es gelingen, ich selbst zu werden? Die berühmte Aufforderung, man möge werden, wer man ist, bringt diese Frage nach einem authentischen und selbstbestimmten Leben auf den Punkt. Dieser häufig zitierte Appell geht übrigens auf Hölderlins Übersetzung einer Ode des altgriechischen Dichters Pindar zurück und wurde von verschiedenen Philosophen aufgegriffen und gedeutet.

Was Sie in diesem Buch finden – und was nicht

In diesem Buch greife ich auf einige dieser Philosophen zurück, verwende aber auch Ideen anderer Autoren aus Philosophie und Psychotherapie. Mir geht es dabei nicht um eine exakte Darstellung dieser Ideen oder um eine Interpretation nach allen Regeln der akademischen Kunst. Ich nehme lediglich auf, was ich selbst in meinem Leben und in meiner Arbeit als Therapeut und Coach nützlich finde. Das Ergebnis ist keine schlüssige theoretische Darstellung, sondern ein Reigen von Perspektiven, die sich gegenseitig ergänzen und aufeinander aufbauen. Überhaupt geht es nicht darum, diese Frage theoretisch ein für alle Mal zu beantworten. Ich möchte stattdessen der Leserin und dem Leser Perspektiven vorschlagen und praktische Schritte anregen. Insofern halten Sie auch keine fertige Bedienungsanleitung in den Händen. Schließlich wäre es absurd, wenn Ihnen jemand anderes sagen könnte, was es für Sie persönlich heißt, authentisch und selbstbestimmt zu leben.

Kolleginnen und Kollegen, die als Therapeuten oder Coaches arbeiten, können Perspektiven für ihre Arbeit gewinnen. Für Leserinnen und Leser, die auch an eher theoretischen Hintergrundüberlegungen Interesse haben, habe ich dort, wo es sich anbietet, Abschnitte eingefügt, die einige eher grundsätzliche Gedanken enthalten. Sie sind jeweils mit „Hintergründe" überschrieben. Wer daran weniger Interesse hat, kann sie einfach überspringen. Im Text finden Sie außerdem immer wieder Hinweise auf andere Kapitel, die das jeweilige Thema ergänzen oder vertiefen.

Inhaltsverzeichnis

1 Wie wir uns im Alltag verlieren 1
  1.1 Wo haben Sie sich angepasst? 2
      1.1.1 Woher stammen unsere Masken? 2
      1.1.2 Wer führt die Regie in Ihrem Leben? 3
      1.1.3 Sind Sie wirklich bei der Sache? 5
      1.1.4 Sinnmangel und Langeweile 6
      1.1.5 Scheinmotivation 6
      1.1.6 Wie erkennt man authentische Motivation? 7
      1.1.7 Hintergründe: Mehr zum Thema Anpassung 8
  1.2 Innere Freiheit – Haben Sie Luft zum Atmen? 10
  1.3 Wie können wir unsere Freiheit zurückgewinnen? 11
      1.3.1 Selbst gebaute Gefängnisse verlassen 11
      1.3.2 Im Gefängnis ist Freiheit 12
  1.4 Das Wichtigste zusammengefasst 14
  Literatur 14

2 Ohne Grenzen geht es auch nicht 15
  2.1 Leben Sie in fiktiven Welten? 16
      2.1.1 Fliehen Sie vor der Wirklichkeit? 16
      2.1.2 Fliehen Sie vor Ihren Grenzen? 17
      2.1.3 Vermeiden Sie Festlegungen? 17
      2.1.4 Warten Sie noch mit dem Leben, bis …? 18
      2.1.5 Das Leben entscheidet für uns 18

- 2.2 Wollen Sie mit dem Kopf durch die Wand? 19
  - 2.2.1 Optimieren Sie Ihr Leben? 19
  - 2.2.2 Grenzen sind Chancen 22
- 2.3 Haben Sie resigniert? 23
- 2.4 Wege ins konkrete Leben............................ 25
  - 2.4.1 Machen wir uns mit unseren Grenzen vertraut!........ 25
  - 2.4.2 Fragen wir uns, was uns wirklich wichtig ist!......... 26
- 2.5 Bleiben Sie beweglich!.............................. 27
- 2.6 Das Wichtigste zusammengefasst...................... 28
- Literatur 28

3 Wie Ihre Familie Ihr Leben prägt 31
- 3.1 Was dürfen Sie auf keinen Fall fühlen?.................. 31
- 3.2 Leben Sie das Leben Ihrer Eltern? 34
- 3.3 Wie schauen Sie auf sich selbst?....................... 36
- 3.4 Hintergründe: Wege zum falschen Selbst................ 38
- 3.5 Das Wichtigste zusammengefasst...................... 40
- Literatur 40

4 Wie Sie freier leben können 41
- 4.1 Fühlen Sie, was Sie fühlen … 42
- 4.2 Machen Sie neue Erfahrungen! 43
- 4.3 Selbstliebe entwickeln 45
- 4.4 Destruktive Selbstkritik überwinden 47
  - 4.4.1 Den inneren Kritiker erkennen 47
  - 4.4.2 Ist Ihr innerer Kritiker ein Sadist? 48
  - 4.4.3 Lebensregeln erkennen 49
  - 4.4.4 Rechnen Sie mit Nebenwirkungen!............... 50
  - 4.4.5 Hintergründe: Mehr zum inneren Kritiker 50
- 4.5 Für sich einstehen 51
  - 4.5.1 Harmonie um jeden Preis? 52
  - 4.5.2 Ohne Selbstbehauptung geht es nicht 53
- 4.6 Versöhnen Sie sich mit Ihrer Vergangenheit.............. 54
  - 4.6.1 Der Blick zurück – Bitterkeit vermeiden 54
  - 4.6.2 Einen realistischen Blick gewinnen 55
- 4.7 Das Wichtigste zusammengefasst...................... 57
- Literatur 57

5 Innere Klarheit gewinnen ... 59
- 5.1 Unser Gespür für das, was stimmt ... 59
- 5.2 Träume und innere Bilder ... 61
  - 5.2.1 Bilder als Quelle von Kraft ... 62
  - 5.2.2 Die eigene Art, in der Welt zu sein ... 63
- 5.3 Hintergründe: Inneres Wissen statt Über-Ich ... 64
- 5.4 Das Wichtigste zusammengefasst ... 65
- Literatur ... 65

6 Die eigenen Werte entdecken ... 67
- 6.1 Suchen Sie den Kontakt zur Welt ... 68
  - 6.1.1 Ihr persönlicher Blick ... 68
  - 6.1.2 Was sind Werte? ... 69
- 6.2 Entdecken Sie Ihre „Ordnung des Liebens" ... 70
- 6.3 Nehmen Sie Abstand vom Hamsterrad ... 71
- 6.4 Was macht Ihnen wirklich Freude? ... 73
  - 6.4.1 Geht es Ihnen um Lust? ... 73
  - 6.4.2 Finden Sie Freude jenseits der Lust ... 74
- 6.5 Nutzen Sie den Übergang in eine neue Lebensphase ... 75
- 6.6 Hintergründe: Mehr zum Thema „Werte" ... 76
- 6.7 Das Wichtigste zusammengefasst ... 77
- Literatur ... 77

7 Die Kraft der Begegnung ... 79
- 7.1 Interessieren Sie sich für andere? ... 80
- 7.2 Wie wir anderen begegnen können ... 82
  - 7.2.1 Lassen Sie Ihre Bedürfnisse und Vorurteile hinter sich ... 82
  - 7.2.2 Erwarten Sie keine Sonnenuntergänge ... 83
- 7.3 Der Andere – Himmel oder Hölle? ... 85
  - 7.3.1 Zwei Masken unterhalten sich ... 85
  - 7.3.2 Wenn das Versteckspiel endet ... 86
- 7.4 Hintergründe: Mehr zum Thema Liebe ... 86
- 7.5 Das Wichtigste zusammengefasst ... 88
- Literatur ... 88

8 Sinnerfüllt leben ... 89
- 8.1 Hauptsache Sinn ... 90
  - 8.1.1 Wann fühlt sich Ihr Leben sinnlos an? ... 90
  - 8.1.2 Ohne Sinn ist alles nichts ... 90

8.2 So geht Sinnfindung ... 91
8.2.1 Wo sind Sie unersetzbar? ... 91
8.2.2 Wem stehen Sie besonders nahe? ... 92
8.2.3 Haben Sie ein besonderes Talent? ... 92
8.2.4 Was legen Ihre Werte nahe? ... 92
8.2.5 Wir sind keine Solisten – zumindest nicht immer! ... 93
8.2.6 Wofür tragen Sie die Verantwortung? ... 93
8.2.7 Weitere Wege der Sinnerfüllung ... 94
8.3 Hintergründe: Mehr zum Thema „Sinn" ... 95
8.4 Das Wichtigste zusammengefasst ... 96
Literatur ... 96

9 Talente – Chance oder Verführung? ... 97
9.1 Wollen alleine reicht nicht ... 97
9.1.1 Nur aus Spaß an der Freude? ... 98
9.1.2 Noch einmal: Mit dem Kopf durch die Wand ... 98
9.2 Talente als Aufgabe ... 99
9.3 Talente als Gefahr ... 99
9.4 Das Wichtigste zusammengefasst ... 101
Literatur ... 101

10 Ergreifen Sie Ihre Zukunft ... 103
10.1 Stehenbleiben ist auf Dauer keine Option ... 103
10.1.1 Unser Wille zur Selbstentfaltung ... 104
10.1.2 Überwinden Sie Ihre Vergangenheit ... 105
10.1.3 Nutzen Sie die Vergangenheit ... 106
10.1.4 Überschreiten Sie sich selbst ... 106
10.2 Opfern Sie sich auf? ... 107
10.3 Das Wichtigste zusammengefasst ... 109
Literatur ... 109

11 Vom Umgang mit der Angst ... 111
11.1 Angst als Motiv des Selbstverlusts ... 112
11.1.1 Fürchten Sie sich vor Ablehnung? ... 112
11.1.2 Haben Sie Angst vor der Freiheit? ... 113
11.1.3 Haben Sie Angst zu scheitern? ... 114
11.1.4 Haben Sie Ihr Leben in der Hand? ... 114

11.2 Selbstverlust als Mittel gegen die Angst 115
11.3 Vertrauen – nur worauf? 116
    11.3.1 Schauen Sie der Angst ins Auge. 117
    11.3.2 Frieden hinter der Angst 117
    11.3.3 Frieden – mit oder ohne Religion 118
    11.3.4 Gründe zu vertrauen. 119
    11.3.5 Freiheit trotz Angst 120
11.4 Das Wichtigste zusammengefasst. 120
Literatur 121

12 Schluss 123

Über den Autor

Dr. phil. Oliver Florig Therapeut und Coach mit Privatpraxis in Kempten und Heidelberg, Doktor der Philosophie, Logotherapeut DGLE®, Systemischer Therapeut und Berater (SG), Mentor für wertorientierte Persönlichkeitsbildung (WOP®), Dozententätigkeit.

1

Wie wir uns im Alltag verlieren

Inhaltsverzeichnis

1.1 Wo haben Sie sich angepasst? 2
    1.1.1 Woher stammen unsere Masken? 2
    1.1.2 Wer führt die Regie in Ihrem Leben? 3
    1.1.3 Sind Sie wirklich bei der Sache? 5
    1.1.4 Sinnmangel und Langeweile 6
    1.1.5 Scheinmotivation 6
    1.1.6 Wie erkennt man authentische Motivation? 7
    1.1.7 Hintergründe: Mehr zum Thema Anpassung 8
1.2 Innere Freiheit – Haben Sie Luft zum Atmen? 10
1.3 Wie können wir unsere Freiheit zurückgewinnen? 11
    1.3.1 Selbst gebaute Gefängnisse verlassen 11
    1.3.2 Im Gefängnis ist Freiheit 12
1.4 Das Wichtigste zusammengefasst 14
Literatur 14

> Wenn Sie authentischer und selbstbestimmter leben wollen, bekommen Sie es wahrscheinlich schnell mit den Routinen und Zwängen Ihres Alltags zu tun. In diesem Kapitel können Sie mehr darüber herausfinden, welche Gewohnheiten, Konventionen und Zwänge Ihr Leben beeinflussen und prägen. Außerdem finden Sie Ideen dazu, wie Sie ein Stück freier von diesen Grenzen werden können, um mehr als bisher Ihren eigenen Weg gehen zu können. Weitere Ideen und Übungen finden Sie in den Kap. 4 und 11.

1.1 Wo haben Sie sich angepasst?

Wie sieht eigentlich Ihr Alltag aus? Vermutlich besteht er zu einem großen Teil aus Wiederholungen und Gewohnheiten: Sie leben vor sich hin und erledigen Ihre Aufgaben. Wenn es gut läuft, können Sie sich am Wochenende und in den Ferien entspannen. Hin und wieder treffen Sie Freunde oder Sie machen einen Ausflug. So in der Routine des Alltags zu leben, ist ganz normal und teilweise unausweichlich. Selbst wenn es z. B. finanziell möglich wäre, können wir unser Leben nicht ständig umgestalten. Das wäre einfach zu anstrengend. Routinen entlasten uns. Außerdem machen sie uns zu zuverlässigen Berufskollegen, Eltern, Ehepartnern und Freunden. Aber nicht alle Routinen und alle Masken, die wir tragen, passen zu uns. Und manchmal spüren wir, dass etwas so nicht – oder nicht mehr – stimmt. Manchmal tauchen dann Fragen auf: Was hat das alles mit mir zu tun? Will ich wirklich so leben, wie ich lebe? Wenn wir diese Fragen stellen, haben wir begonnen, die Masken, die wir tragen, ein wenig zu lüften. Dann aber besteht die Chance, mehr darüber herauszufinden, wer wir eigentlich sind und sein wollen.

1.1.1 Woher stammen unsere Masken?

Wer hat die Routinen geprägt, in denen wir leben? Der Philosoph Martin Heidegger nennt die Macht, die unseren Alltag regiert das „Man" (Heidegger 2001, S. 126 ff.): Wir arbeiten, wie man so arbeitet, wir vergnügen uns, wie man sich so vergnügt, und denken, wie man halt so denkt. Man könnte auch sagen, wir haben von unserem Umfeld eine Reihe von Masken übernommen, mit denen wir uns jetzt identifizieren. Die Frage, wer ich bin und wie ich leben will – oder gar leben soll –, haben wir dann einfach vergessen. Einer, der das sehr klar gesehen hat, war Sören Kierkegaard. Er meint, dass wir alle „zu einem Selbst veranlagt" seien, das Ecken und Kanten habe. Anstatt nun diese Ecken und Kanten so zu zu schleifen, dass wir mit anderen leben können, ohne uns zu verleugnen, werden wir einfach zu einer „Zahl in der Masse" (Kierkegaard 2002, S. 32).

Damit haben wir außerdem auch die Verantwortung, die wir für unser Leben tragen, ausgelagert: Wenn wir leben und handeln, wie *man* lebt und handelt, dann ist eben scheinbar alles in Ordnung (Heidegger 2001, S. 127). Die anderen leben ja auch nicht anders. Selbst das Streben, man selbst zu werden, kann auf diese Weise fremdbestimmt sein. Man folgt dann einfach dem Beispiel der anderen, die sich dasselbe vorgenommen haben. Je nach Zeit und Kultur tritt man dann etwa in ein Kloster ein oder man lässt sich die Haare wachsen und nimmt Drogen. Heute wiederum treiben wir dann vermutlich Yoga oder ernähren uns vegan. Vieles davon muss nicht falsch sein. Da aber alle diese Verhaltensweisen zunächst einmal einfach üblich und konventionell sind, müssen sie für mich persönlich nicht stimmen. Sie können mich unter Umständen genauso gut von mir weg wie zu mir hin führen.

1.1.2 Wer führt die Regie in Ihrem Leben?

Haben Sie sich schon einmal ein technisches Gerät, ein Kleidungsstück oder irgendetwas anderes gekauft, weil die anderen in Ihrem Umfeld sich zuvor dasselbe gekauft haben? Oder anders herum: Sind Sie schon einmal im Fußballtrikot in die Oper gegangen – oder mit dem Anzug auf's Oktoberfest? Wie würde sich das anfühlen, wenn Sie auf einmal als einziger in Ihrem Freundeskreis irgendetwas ganz anders machen würden als die anderen? Sie würden z. B. auf einmal nicht mehr in den Urlaub fliegen, sondern einfach zuhause bleiben, obwohl alle anderen von exotischen Reisezielen schwärmen? Und wer hat eigentlich bei den vielen kleinen und großen Entscheidungen Ihres Lebens Regie geführt? Wie sicher sind Sie sich, dass Sie sie nicht vor allem deswegen getroffen haben, weil Ihr Umfeld dieses oder jenes nahe gelegt hat? Wenn Sie sich bei diesen Fragen etwas unwohl gefühlt haben, ist das nicht verwunderlich. Wir alle orientieren uns mehr oder weniger an Konventionen. Wir alle machen meist, was die anderen auch machen. Und wir alle fühlen uns unwohl, wenn wir auch nur ein wenig aus dem Rahmen fallen.

Alltägliche Passivität
Das aber bedeutet, dass wir alle letztlich mehr oder weniger passiv leben. Schließlich vermeiden wir es oft, Phantasie, Eigenwillen oder Initiative zu entwickeln und passen uns einfach an die Erwartungen und Üblichkeiten unseres Umfeldes an. Ob wir uns dabei – wie früher – vor allem an Traditionen halten oder – wie heute – den neuesten Trends folgen, ist dafür unerheblich. So oder so bleiben wir weitgehend fremdbestimmt und passiv. Manchmal wird diese Passivität auch sichtbar, etwa wenn sich ein Mensch in einer Rolle, die wenig Aktivität erfordert, einfach treiben lässt. Dann erscheint er oder sie vielleicht über Jahre jeden Morgen pünktlich auf der Arbeit und erledigt seine Aufgaben, ohne je Eigeninitiative oder Spontaneität zu zeigen.

Versteckte Passivität

Aber auch Menschen, die ausgesprochen aktiv wirken und mit hohem Einsatz ihre Ziele verfolgen, vermeiden es möglicherweise, sie selbst zu werden:

> **Beispiel**
> Frau Arlt arbeitet als Abteilungsleiterin in einem größeren Unternehmen und hat alles erreicht, was sie sich vorgenommen hatte. Sie ist sehr gut gekleidet, tritt ausgesprochen selbstbewusst und gewandt auf und lebt in einer stabilen Partnerschaft. Kurz nach einer ersehnten Beförderung jedoch beginnt diese Welt zu bröckeln und scheint keine Befriedigung mehr zu geben. Auf einmal stellt sich ihr die Frage: Wie will ich eigentlich leben? Wer bin ich? Ihr bisheriges Leben kommt ihr sinnlos vor.

Wir können also umtriebig, angesehen und erfolgreich sein, und doch sind wir nicht wir selbst. Unsere Passivität ist dann nicht offensichtlich, sondern versteckt. Sie liegt darin, dass wir uns in all unserer Geschäftigkeit leiten lassen von dem, was die anderen für richtig und gut halten. Anders gesagt, wir tragen die Kleider, die unsere Gesellschaft, unsere Familie und unsere Freunde uns vor die Nase gehängt haben. Dabei vermeiden wir zu fragen, ob diese Kleider wirklich zu uns passen. Das können sehr unauffällige Kleider sein oder sehr bunte, die eines Finanzbeamten oder die eines Popstars. Wie die Kleider aussehen, ist letztlich egal. Wenn wir diese Kleider wirklich als stimmig empfinden und wir uns dafür entschieden haben, sie zu tragen, sind wir wir selbst. Solange wir aber einfach fraglos eine Rolle spielen, die die Gesellschaft für uns bereithält, haben wir uns selbst verloren. Uns ist dann nämlich allerlei verborgen geblieben: erstens unser spezifischer Charakter, d. h. unter anderem die Eigenschaften, Fähigkeiten, Vorlieben und Leidenschaften, die uns zu einem bestimmten, unverwechselbaren Menschen machen. Außerdem leben wir zweitens in einer sehr unbewussten Weise, d. h. wir übersehen die Freiheit, unser Leben zu gestalten. Damit aber haben wir drittens die Verantwortung für unser Leben abgegeben. Schließlich leben wir ja, wie man so lebt, anstatt so zu leben, wie wir persönlich es für richtig halten. Das aber bedeutet viertens, dass wir vielleicht bei aller Unruhe unseres Alltags innerlich nicht wirklich bei der Sache sind. Schließlich haben wir uns nie bewusst dafür entschieden, so zu leben, wie wir leben. Auf all diese Punkte werde ich später ausführlicher zurückkommen. Zunächst einige Fragen, mit denen Sie der Frage nachgehen können, wie sehr Sie sich in Ihrem Leben angepasst haben.

> **Fragen**
>
> Vielleicht haben Sie sich beim Lesen schon an der ein oder anderen Stelle wiedererkannt. Die folgenden Fragen können Ihnen helfen, mehr über das Thema der Anpassung in Ihrem Leben herauszufinden. Es geht nicht darum, alle Fragen zu beantworten. Greifen Sie sich einfach diejenigen heraus, die Sie ansprechen. Nehmen Sie sich bei der Beantwortung etwas Zeit und achten Sie darauf, was diese Fragen spontan in Ihnen an Gedanken und Gefühlen auslösen. Wenn Sie mögen, können Sie dann nochmal fragen: Was für Gefühle und Gedanken tauchen da noch in mir auf?
> Es kann nützlich sein, Fragen und Antworten zu notieren.
>
> 1. An wem orientieren Sie sich in großen Lebensentscheidungen? Und an wem orientieren Sie sich im Alltag?
> 2. Wessen Beifall oder Zustimmung ist Ihnen vielleicht wichtig?
> 3. Wer ist zufrieden damit, wie Sie leben?
> 4. Wie würde Ihr Umfeld reagieren, wenn Sie etwas anders machen würden als bisher?
> 5. Haben Sie schon einmal von einem ganz anderen Leben geträumt? Wie sah dieses Leben aus? Was wäre schön an einem solchen Leben? Welche Ihrer Bedürfnisse kämen da zum Tragen?

1.1.3 Sind Sie wirklich bei der Sache?

Vor einigen Jahren habe ich eine kleine Zeitungsnotiz gelesen: Ein Lokführer hatte seinen ICE mit allen Fahrgästen darin auf offener Strecke angehalten und war über die Felder davon gegangen. Ich weiß nicht, ob diese Nachricht stimmt. Und ich weiß nicht, was den Mann wohl zu diesem Schritt bewogen hat, wenn sie stimmt. Aber ich stelle mir vor, dass der Lokführer auf einmal keine Lust mehr hatte, weiter zu machen wie bisher. Vielleicht kam ihm seine Arbeit sinnlos vor. Möglicherweise sehnte er sich nach einem anderen Leben. Und ich möchte Sie fragen: Was hält eigentlich Sie davon ab, einfach so aus dem Zug Ihres Lebens auszusteigen, zu verschwinden und irgendwo ganz neu anzufangen? Sind es nur die äußeren Umstände, die Sie zurückhalten? Oder können Sie im Großen und Ganzen ja sagen zu Ihrem Leben, so wie es ist?

Vielleicht fragen Sie sich jetzt, was diese Geschichte mit der Suche nach einem authentischen und selbstbestimmten Leben zu tun hat? Nun, ich könnte mir vorstellen, dass der Lokführer nie gefragt hat, wer er eigentlich ist und wie er eigentlich leben will. Vielleicht hat er sich einfach angepasst an das, was in seinem Umfeld üblich war. Vielleicht hat er sich auch für seinen

Beruf nie klar entschieden. Vielleicht hat er ihn ergriffen, weil sein Vater dasselbe gemacht hat – oder sein bester Freund. Dann aber hat sein Alltag unter Umständen wenig mit dem zu tun, was ihm wirklich wichtig ist und was zum ihm passt. Möglicherweise war er deswegen nicht mehr ganz bei der Sache und verspürte auf einmal den Drang, einfach auszusteigen. Wenn ich Sie also danach frage, was Sie daran hindert, Ihr bisheriges Leben hinter sich zu lassen, frage ich letztlich danach, ob Sie *Ihr* Leben leben oder nicht. Und dann frage ich nach der Kraft und Motivation, mit der Sie Ihren Alltag gestalten.

1.1.4 Sinnmangel und Langeweile

Ein Leben zu führen, für das wir uns nicht wirklich entschieden haben und das nicht wirklich zu uns passt, kann Langeweile und eine leise Form der Frustration zur Folge haben. Einem meiner Klienten ging es so:

> **Beispiel**
> Herr Ries hatte in seiner Jugend an der örtlichen Fachhochschule BWL studiert, einfach weil ihm nichts anderes einfiel und er dafür nicht umziehen musste. Auch sein Vater war als Manager tätig. Nach dem Studium bekam er einen wenig anstrengenden Job in der Buchführung eines Unternehmens in der Nähe. Die Arbeit interessierte ihn nie besonders und eigentlich hätte er lieber etwas Handwerkliches gemacht. Aber im Grunde war die Arbeit ja auch nicht besonders unangenehm und ein Wechsel erschien ihm zu unsicher, zumal er ja nicht recht wusste, was er sonst tun sollte. Für eine Lehre jedenfalls sei er ja zu alt. Mit Anfang 40 fühlte er sich müde und von seinem Leben gelangweilt.

1.1.5 Scheinmotivation

Im Falle von Herrn Ries kamen Langeweile und das Gefühl von Sinnlosigkeit schleichend. Manchmal aber werden wir von diesen Gefühlen geradezu überrascht. Vielleicht haben Sie so etwas auch schon erlebt: Sie streben mit hohem Einsatz ein Ziel an, das Ihnen äußerst attraktiv zu sein scheint. In dem Moment aber, in dem Sie es erreichen, verlieren Sie relativ rasch die Freude an dem, was Sie gewonnen haben. Haben Sie z. B. schon einmal gehofft, alles werde gut, wenn Sie endlich Ihre Ausbildung beendet oder einen Partner gefunden haben? Und als Sie das Ziel erreicht haben, waren Sie auch nicht glücklicher als zuvor? Vielleicht waren Sie sogar um eine Hoffnung ärmer.

Frau Arlt aus dem Beispiel, das ich im vorigen Abschn. 1.1.2 geschildert habe, ist es so ergangen. Sie war voller Energie und Motivation, bis sie endlich befördert wurde. Warum geht ihr die Motivation verloren in dem Moment, in dem sie die erhoffte Position erreicht hat? Im Gespräch zeigt sich, dass es ihr darum gegangen war, sich selbst und den anderen – ihrer Familie, Kollegen und Freunden – zu beweisen, dass sie es schaffen kann. Ob ihr die Aufgaben, die mit der angestrebten Position verbunden sind, wirklich Freude machen oder ihr etwas bedeuten würden, diese Frage hatte sie sich vorher gar nicht gestellt. Sie hatte die Position auch nicht einfach deswegen angestrebt, weil sie das Geld brauchte. Auch dann hätte sie vermutlich ihre neue Aufgabe kraftvoll angehen können. Stattdessen ging es ihr um die Beseitigung eines Mangels, der ihr aber nicht bewusst war: Sie wollte Wertschätzung und Ansehen, die sie sich von einer Führungsposition erhoffte. Als sie die Führungsposition erreichte, merkte sie, dass die Arbeit selbst ihr gar keine Freude macht. Sie war nur Mittel zu einem Zweck, den sie sich nicht eingestanden hatte. Anders gesagt, ihre Motivation war nicht authentisch.

1.1.6 Wie erkennt man authentische Motivation?

Authentisch motiviert sind wir dann, wenn das, was wir tun, zu uns passt und uns persönlich wichtig ist. Anders gesagt, das, was wir tun, hat etwas mit uns selbst zu tun. Ob das der Fall ist, merkt man leicht daran, ob das, was ich da lebe, austauschbar ist oder nicht. Wenn ich aus einer Partnerschaft ohne große Trauer in die nächste Partnerschaft übergehen kann, dann ging es mir vermutlich nie um den konkreten Partner. Mir ging es dann vermutlich nur darum, nicht alleine zu sein. Oder wenn ich jedes berufliche Ziel, das ich mit Hochdruck verfolgt habe, problemlos gegen ein anderes eintauschen kann, dann war mir dieses wahrscheinlich nie wirklich wichtig. Beides hatte dann außerdem vermutlich nicht wirklich etwas mit mir als ganzem Menschen zu tun. Es ging mir dann meist lediglich um Bedürfnisse, die von beliebigen Gegenständen befriedigt werden können, etwa so, wie mein Appetit auf Süßigkeiten durch ein Schokoladeneis oder durch eine Schwarzwälder Kirschtorte befriedigt werden kann. Wenn ich hingegen etwa ein Musikstück, eine Landschaft oder einen Menschen wirklich liebe, dann kann ich sie nicht gegen etwas anderes oder jemand anderen auswechseln. Sie bleiben unersetzlich. Ein Verlust ist mit Trauer verbunden.

Nun können wir unser Leben natürlich nicht ausschließlich mit Tätigkeiten und in Beziehung zu Menschen zubringen, die uns wirklich wichtig sind. Wenn wir aber zu oft mit etwas zu tun haben, das für uns bedeutungslos ist, dann fühlt sich unser Leben nicht nur sinnlos an, wir leben auch nicht authentisch. Unser Leben hat dann wenig mit uns selbst zu tun, d. h. es spiegelt nicht wider, was uns wichtig ist und uns Freude macht.

> **Fragen**
>
> Die folgenden Fragen zielen darauf, wie authentisch Ihre Motivation ist bzw. wie sehr es in Ihrem Leben um Dinge geht, die Ihnen wirklich wichtig sind. In den späteren Kapiteln werde ich auf dieses Thema wieder zurückkommen. Die Fragen sind also nur als erster Schritt gedacht. (Mehr dazu finden Sie vor allem in den Kap. 5, 6, und 8.)
>
> 1. Sind Sie oft müde und lustlos? Wenn ja, kann das ein Hinweis darauf sein, dass Sie ein Leben führen, das nicht so recht zu Ihnen passt und zu dem es Ihnen deswegen an Motivation fehlt.
> 2. Was tun Sie nur, weil es jemand von Ihnen erwartet? Und wann machen Sie Dinge, die Ihnen wirklich am Herzen liegen?
> 3. Wann vergessen Sie die Zeit und schauen nicht mehr auf Ihr Handy?
> 4. Wenn Sie Ihre bisherige Lebensgeschichte anschauen, gab es da plötzliche Richtungswechsel und Brüche? Wie kam es dazu? Worum ging es Ihnen vor und nach dem Richtungswechsel?
> 5. Suchen Sie Ihr Glück in immer neuen Tätigkeiten, Hobbies, Partnerschaften oder Eroberungen – und verlieren doch rasch das Interesse? Haben Sie das Gefühl, Sie kommen nie an? Wenn das so ist, könnte es sein, dass Sie etwas suchen, was dort nicht zu finden ist.

1.1.7 Hintergründe: Mehr zum Thema Anpassung

Vielleicht sind Ihnen beim Lesen einige Einwände gekommen. So kann man sich z. B. mit einigem Recht fragen, ob Philosophen wie Kierkegaard und Heidegger die Rolle bewusster Entscheidungen nicht zu hoch einschätzen. Es kann doch nicht sein, dass wir nur in dem Maße wir selbst sind, in dem wir uns bewusst für diese oder jene Lebensweise entscheiden? Müssen wir uns denn nicht alle ständig von Selbstverständlichkeiten leiten lassen? Brauchen wir nicht ständig das „Man", d. h. mehr oder minder bewusste Überzeugungen, die wir mit anderen teilen und die uns tragen? Brauchen wir keine Institutionen wie Schule oder Betrieb, die unser Leben prägen und organisieren und denen wir ein Stück unserer Verantwortung abtreten?

Konventionen – Segen und Fluch
Sicher, auf all das können wir nicht verzichten. Und dennoch bleiben all diese Konventionen und Institutionen zweischneidig. Einerseits unterstützen sie uns, zugleich aber laufen wir ständig Gefahr, ein Leben zu leben, das nicht wirklich unseres ist.

Vielleicht habe ich Glück und das Leben, das mir mein Umfeld vorgibt, entspricht dennoch im Großen und Ganzen meinem Charakter, meinen

Fähigkeiten und Bedürfnissen. Denn natürlich ist es möglich, dass ich aufgrund günstiger Umstände das für mich Richtige treffe. Aber selbst dann vernachlässige ich etwas, das menschliches Leben ganz wesentlich ausmacht: die Freiheit, mein Leben so zu gestalten, dass ich es persönlich gutheißen und bejahen kann. Dabei geht es nicht darum, alles anders zu machen als die anderen. Es kann natürlich sein, dass ich das, was mir meine Vorfahren, Kollegen oder Freunde nahelegen, wirklich bejahen kann. Wenn ich mich bewusst für etwas entscheide, weil es mir einleuchtet und mich innerlich bewegt, habe ich es mir zu eigen gemacht. Wenn ich mich aber weitgehend unbewusst und quasi automatisch durch die Traditionen und die Meinung der anderen leiten lasse, lebe ich ein Leben, das mir einfach so passiert.

Spaziergänge im Nebel
In überspitzter Weise führt uns der Schriftsteller Miguel de Unamuno ein Leben vor Augen, das nicht von uns gestaltet wird. Der Roman, in dem er das tut, heißt übrigens „Nebel" (Unamuno 1997). Die Hauptfigur in diesem Buch, Don Augusto, geht nicht wie ein Wanderer mit einem bestimmten Ziel durchs Leben. Er ist im Gegenteil ein Spaziergänger, der sich einfach treiben lässt. Eines Tages tritt er aus dem Haus und weiß nicht recht, ob er sich nun nach rechts oder nach links wenden soll. Da fällt ihm eine junge Frau auf, die an ihm vorübergeht. Ohne groß nachzudenken geht er hinter ihr her. Erst als sie ein Haus betritt, merkt er, dass er ihr gefolgt ist. Da er nun schon so weit gegangen ist, beschließt er, die Portiere nach dem Namen der Frau zu fragen. Später schreibt er ihr einen Brief, wie das – in der Zeit, in der der Roman spielt – so üblich ist, wenn man sich schon nach dem Namen einer jungen Frau erkundigt hat. Erst später legt er so etwas wie Begeisterung für diese Frau an den Tag, von der er aber nicht wirklich überzeugt ist: Was, wenn seine Verliebtheit eine bloße Kopfgeburt wäre?

Sicher, viele von uns leben ihr Leben mit mehr Begeisterung. Und doch sind wir uns oft nicht klar darüber, wer wir sind und wer wir sein wollen. Dann aber wissen wir auch nicht, wohin wir gehen sollen. Wir schlendern durchs Leben wie Don Augusto und folgen dabei den ausgetretenen Pfaden, die von den meisten anderen Menschen, die wir kennen, ebenfalls begangen werden. Und anders als Don Augusto merken wir das meist noch nicht einmal. Aber ab und an verspüren wir vielleicht eine leise Langeweile oder einen gewissen Überdruss …

1.2 Innere Freiheit – Haben Sie Luft zum Atmen?

Wie ist es Ihnen beim Lesen der letzten Seiten ergangen? Vielleicht haben Sie sich an der ein oder anderen Stelle wiedergefunden. Und eventuell ist Ihnen dann der Wunsch, ja möglicherweise sogar die Sehnsucht erwacht, ein Leben zu führen, das mehr mit Ihnen zu tun hat. Es kann natürlich auch sein, dass Sie so eine Sehnsucht nach einem authentischeren und stärker selbstbestimmten Leben schon vorher gespürt haben. Diese Sehnsucht aber stößt meist rasch auf starke Einwände: „Das geht doch nicht …", „Ich muss doch …", „Man kann doch nicht einfach …", „Wie willst Du damit Geld verdienen …", „Was sagen da die anderen …" lauten diese Einwände, die wir von anderen hören oder uns selbst immer wieder vorhalten. Was vorher eine Grenze war, die wir für selbstverständlich genommen haben, wird jetzt wie eine Zwangsjacke erlebt. Wenn wir also den Wunsch nach einem anderen Leben verspüren und dann auf all die Hindernisse stoßen, die einer Veränderung entgegenstehen, dann geraten wir ganz von selbst in die nächste Form des Selbstverlusts. In dieser Variante eines unauthentischen und fremdbestimmten Lebens fühlen wir uns von tatsächlichen oder vermeintlichen Notwendigkeiten und Zwängen beherrscht. Während wir in der Angepasstheit unsere Freiheit und die Verantwortung für unser Leben übersehen, haben wir in dieser Form des Selbstverlusts wenigstens eine Ahnung davon, wie es sein könnte, frei zu sein. Wir erleben uns aber als von lauter Zwängen umstellt.

> **Beispiel**
>
> Herr Kuhn (50) hat mit seiner Frau ein Haus gebaut. Um das Haus zu finanzieren, haben die beiden einen Kredit aufgenommen, den sie gerade so eben abzahlen können, wenn beide arbeiten. Um mehr zu verdienen, sucht er sich eine besser bezahlte Stelle, zu der er weit pendeln muss. Die Atmosphäre auf der neuen Arbeit ist von hohem Zeitdruck und Auseinandersetzungen mit Kollegen geprägt. Wenn er nach Hause kommt, warten die Kinder und die Arbeit im Garten auf ihn. Seine Frau klagt über die viele Hausarbeit, die überwiegend an ihr hängen bleibt, und würde gerne mal wieder „so richtig in Urlaub fahren". Überhaupt habe sie sich ihr Leben anders vorgestellt. Der Mann fühlt sich überfordert und ausgebrannt.

Im Unterschied zur Anpassung, die oft gar nicht bewusst gespürt wird, werden die Zwänge, unter denen wir stehen, oft sehr wohl bewusst wahrgenommen. Das Leiden an ihnen steht uns oft nur allzu klar vor Augen, ja beschäftigt uns manchmal Tag und Nacht. Nur fühlen wir uns diesen Einschränkungen und Vorgaben oft hilflos ausgeliefert oder trauen uns nicht mehr, sie wirklich in Frage zu stellen. Und natürlich gibt es auch Zwänge, die wir nicht so einfach loswerden können.

> **Fragen**
>
> Dass wir im Alltag Zwängen ausgesetzt sind, liegt auf der Hand. Vielleicht sind Ihnen schon beim Lesen ein paar solcher Zwänge in Ihrem Leben aufgefallen. Die folgenden Fragen können Sie dabei unterstützen, diesem Punkt noch einmal nachzugehen.
> 1. Welche Zwänge und Notwendigkeiten prägen Ihren Alltag?
> 2. Gibt es Umstände Ihres Lebens, die sich wie Gitterstäbe eines Käfigs anfühlen?
> 3. Wer oder was genau zwingt Sie, so zu leben, wie Sie leben?
> 4. Haben Sie in der Vergangenheit Entscheidungen gefällt, die Sie heute einengen und bedrängen?
> 5. Welche dieser Zwänge könnten vielleicht doch veränderbar sein? Oder anders gefragt, was bräuchten Sie, um die konkrete Zwangslage überwinden zu können?

1.3 Wie können wir unsere Freiheit zurückgewinnen?

Wie können wir uns von der Anpassung an den Alltag und von den Zwängen, die uns einschränken, ein Stück befreien? Kierkegaard schlägt da ein Heilmittel vor: Es gehe darum, sich als Medikament sozusagen eine gewisse Dosis „Möglichkeit" zu verabreichen (Kierkegaard 2002. S. 37). Man könnte auch sagen, es gehe darum, den Raum der Freiheit neu zu eröffnen. Ein wesentliches Hilfsmittel in diesen Situationen ist die Phantasie: Was für Alternativen kann ich mir ausmalen? Wovon kann ich träumen?

1.3.1 Selbst gebaute Gefängnisse verlassen

In vielen Fällen stellt sich bei näherer Betrachtung heraus: Die Tür des Gefängnisses, in dem ich gerade sitze, ist gar nicht abgeschlossen. Zwar sitze ich zusammen mit meinen Freunden, meiner Familie und meinen Kollegen hinter denselben Mauern, die letztlich aus Anpassung und Gewohnheit bestehen. Jeder einzelne von uns könnte aber einfach die Tür aufmachen und gehen. Letztlich müssen wir uns sogar eingestehen, dass wir selbst es sind, die mit unseren Ansichten und täglichen Handlungen dieses Gefängnis ständig neu errichten. Was würde sich z. B. ändern, wenn Sie – oder wir alle gemeinsam –

zu der Überzeugung kämen, dass unser persönlicher Wert nichts mit unserer Leistung, unserem Einkommen oder unserer beruflichen Position zu tun hat? Und wie viel frei wären wir, wenn wir diese Überzeugung wirklich ernst nehmen und tief empfinden könnten?

Selbst da, wo ich unter massiven Zwängen leide, gilt oft: ich habe das Gefängnis, in dem ich sitze, letztlich selbst errichtet. Im Beispiel des Mannes, der mit seiner Frau einen Kredit aufgenommen hat, um ein Haus zu bauen, ist das ganz offensichtlich. Die beiden könnten das Haus verkaufen und wären die finanzielle Last los. Eine solche Entscheidung hätte natürlich ihren Preis. Sie würden irgendwo zur Miete wohnen und müssten vielleicht mit den verwunderten Fragen und Kommentaren Ihres Umfeldes klar kommen. Wahrscheinlich müssten sie außerdem Abschied nehmen von einem Bild ihrer Zukunft, das sie sich gemalt haben. Wenn sie sich aber diese Alternative vor Augen führen und sich dann dafür entscheiden, das Haus zu behalten, hat sich dennoch etwas geändert: Was vorher Zwang war, wird (wieder) zur Folge eines freien Entschlusses, den man jederzeit ändern kann. Das Suchen von Möglichkeiten kann also selbst dann befreiend wirken, wenn man sich gegen eine Veränderung entscheidet.

1.3.2 Im Gefängnis ist Freiheit

Selbst in Situationen, in denen wir mit tatsächlichen Sachzwängen bzw. einem unabwendbaren Schicksalsschlag konfrontiert sind oder uns der Preis eines Ausbruchs aus der Anpassung einfach zu hoch wäre, können wir das Heilmittel alternativer Möglichkeiten anwenden. Denn, wenn wir auch diesen oder jenen Umstand unseres Lebens nicht ändern können oder wollen, können wir uns doch in der Regel immer noch fragen, wie wir mit ihm umgehen wollen. Muss etwa dieser Sachzwang, dieser Schicksalsschlag oder diese früher gefällte Entscheidung wirklich das ganze Leben bestimmen? Gibt es nicht Möglichkeiten, freier und lebendiger mit den Einschränkungen unseres Lebens umzugehen?

Trotz allem – frei!
In Extremfällen beschränkt sich diese Freiheit auf die Frage, wie ich mich zu etwas, das unabwendbar ist, innerlich einstelle. Der Psychotherapeut Viktor Frankl spricht in diesem Zusammenhang gerne von der „Trotzmacht des Geistes" (Frankl 2007, S. 134 ff.). Gemeint ist die Fähigkeit, trotz eines bestimmten unveränderbaren Umstandes ein sinnvolles und in Grenzen selbstbestimmtes Leben zu führen. Er selbst hat dieses Mittel angewandt, als er als Jude ins Konzentrationslager eingeliefert wurde. Statt innerlich zu kapitulie-

ren, begann er seine bisherige therapeutische Tätigkeit fortzuführen, indem er verzweifelte Mitgefangene beriet. Seine Erfahrungen im Konzentrationslager hat er nach dem Krieg in einem beeindruckenden Buch verarbeitet, das nicht umsonst den Titel „Trotzdem ja zum Leben sagen" trägt (Frankl 2000).

Phantasie schafft Freiräume
Um die treffende Antwort auf veränderbare wie unveränderbare Grenzen in unserem Leben zu finden, brauchen wir Phantasie. Das heißt, wir brauchen die Fähigkeit, alte Perspektiven in Frage zu stellen und neue, zunächst vielleicht fern liegende Antworten zu ersinnen. Das kann unter Umständen auch bedeuten, ganz neue Seiten an uns zu entdecken. Diese Fähigkeit ist aber natürlich auch dann wichtig, wenn es um nur scheinbare Notwendigkeiten geht. Das Ehepaar Kuhn, das ein Haus auf Kredit gekauft hat und nun unter den sich daraus ergebenen Zwängen leidet, könnte sich fragen, ob sich die Situation nicht doch verändern lässt, und sei es, wie gesagt, durch den Verkauf des Hauses.

Experiment

Die folgenden Experimente dienen dazu, neue Spielräume und Möglichkeiten zu gewinnen. Prüfen Sie, welches der Experimente zu Ihnen und Ihrer Situation passt. Natürlich geht es immer nur um Möglichkeiten, die Sie nicht realisieren müssen. Deswegen können Sie die Möglichkeiten, die Ihnen begegnen, zuerst einmal ganz frei zulassen.

1. Wenn es um Zwänge geht, sehen wir selbst in der Regel keinen Ausweg. Sonst würden wir ja nicht von einem Zwang sprechen. Daher kann es sinnvoll sein, gute Freunde zu fragen, wie sie die Situation sehen: Was können sie sich für Lösungen vorstellen?
2. Stellen Sie alles in Frage, auch die Dinge, die völlig festgezurrt zu sein scheinen. Könnten Sie auch ganz woanders wohnen? Einen anderen Partner haben? Einen neuen Job? Wie würden Sie dann jeweils leben? Wie würde sich das anfühlen? Erlauben Sie sich einfach einmal – ohne gleich an die Folgen zu denken – frei „herum zu spinnen". Oft finden wir auf diese Weise Anregungen, Bestehendes zu verändern statt es aufzugeben. Manchmal finden wir auch gute Gründe Bestehendes beizubehalten.
3. Wenn Sie etwas im Außen nicht ändern können oder wollen, dann können Sie immer noch Ihre Einstellung ändern. Um nach hilfreichen Einstellungsänderungen zu fahnden, können Sie sich eine Schatzkiste vorstellen. In dieser Kiste finden sich alle möglichen Einstellungen und Ressourcen wie Mut, Neugier, Großzügigkeit oder was auch immer. Nehmen wir weiter an, Sie dürften sich drei aussuchen. Welche würden Sie wählen? Sie können sich auch, wenn Ihnen das leichter fällt, eine Fee vorstellen, die ihnen drei – oder meinetwegen auch mehr – Einstellungen oder Ressourcen „anzaubern" kann. Was würden Sie sich von dieser Fee wünschen?

> Wichtig: Bitten Sie die Fee nur um eine Veränderung Ihrer eigenen persönlichen Einstellungen oder Verhaltensweisen. Wenn Sie sich z. B. wünschen, dass Ihre Partnerin in Zukunft weniger kritisch sein soll, dann nützt Ihnen dieser Wunsch gar nichts, solange sie nicht mitspielt. Das heißt, mit diesem Wunsch bleiben Sie im Zwang und erweitern Ihren Handlungsspielraum nicht.

1.4 Das Wichtigste zusammengefasst

In diesem Kapitel haben wir zwei der Haupthindernisse auf dem Weg zu einem authentischen und selbstbestimmten Leben betrachtet. Das erste Hindernis besteht darin, dass wir meist so leben, wie die anderen in unserem Umfeld auch. Außerdem nehmen uns oft echte oder vermeintliche Zwänge die Luft zum Atmen. Gegen beide Hindernisse hilft das Mittel der Phantasie: Welche Möglichkeiten gibt es noch? Müssen wir wirklich so leben, wie wir leben? Und selbst, wenn wir bis zum Hals in äußeren Zwängen stecken, können wir dann nicht wenigstens eine andere Einstellung und Perspektive einnehmen?

Literatur

Frankl V (2000) Trotzdem Ja zum Leben sagen, 20. Aufl. Deutscher Taschenbuch Verlag, München
Frankl V (2007) Ärztliche Seelsorge. Deutscher Taschenbuch Verlag, München
Heidegger M (2001) Sein und Zeit, 18. Aufl. Max Niemeyer, Tübingen
Kierkegaard S (2002) Die Krankheit zum Tode, 4. Aufl. Europäische Verlagsanstalt, Hamburg
de Unamuno M (1997) Nebel, 3. Aufl. Ullstein, Frankfurt am Main, Berlin

2

Ohne Grenzen geht es auch nicht …

Inhaltsverzeichnis

2.1 Leben Sie in fiktiven Welten? 16
    2.1.1 Fliehen Sie vor der Wirklichkeit? 16
    2.1.2 Fliehen Sie vor Ihren Grenzen? 17
    2.1.3 Vermeiden Sie Festlegungen? 17
    2.1.4 Warten Sie noch mit dem Leben, bis …? 18
    2.1.5 Das Leben entscheidet für uns 18
2.2 Wollen Sie mit dem Kopf durch die Wand? 19
    2.2.1 Optimieren Sie Ihr Leben? 19
    2.2.2 Grenzen sind Chancen 22
2.3 Haben Sie resigniert? 23
2.4 Wege ins konkrete Leben 25
    2.4.1 Machen wir uns mit unseren Grenzen vertraut! 25
    2.4.2 Fragen wir uns, was uns wirklich wichtig ist! 26
2.5 Bleiben Sie beweglich! 27
2.6 Das Wichtigste zusammengefasst 28
Literatur 28

Im letzten Kapitel ging es darum, wie Grenzen des Alltags uns daran hindern können, wir selbst zu werden. In diesem Kapitel geht es um die umgekehrte Gefahr, dass Sie die Realitäten Ihres Lebens übersehen und sich in unrealistischen Illusionen verrennen oder Ziele anstreben, die nicht zu Ihren Fähigkeiten oder Ihrem Charakter passen. In diesem Kapitel können Sie sich daher fragen, ob Sie vielleicht ab und an den Boden unter den Füßen oder Ihr Gespür dafür verlieren, was für Sie wirklich stimmt. Leben Sie wirklich ganz konkret Ihr eigenes Leben

> oder haben Sie sich in Phantasien, haltlosen Entscheidungen oder melancholischer Resignation verloren? Insgesamt stelle ich drei Formen des Selbstverlusts vor und gehe dann wieder auf Möglichkeiten ein, wie Sie sich von diesen Formen des Selbstverlusts befreien können. Weitere Ideen und Übungen dazu finden Sie vor allem in den Kap. 4 und 11.

2.1 Leben Sie in fiktiven Welten?

Manche Menschen leiden an einem Zuviel an Zwängen. Man kann aber auch auf der anderen Seite vom Pferd fallen. Kennen Sie vielleicht Menschen, die sich ständig neue Möglichkeiten ausmalen und vor lauter Überlegen, was sie denn nun machen wollen, nie zu einer Entscheidung kommen? Kennen Sie das vielleicht sogar von sich selbst? In diesem Fall sind es nicht die Grenzen der Konvention oder die Zwänge, die Sie daran hindern, Sie selbst zu werden. Es ist Ihre Phantasie bzw. der Gebrauch, den Sie von ihr machen.

2.1.1 Fliehen Sie vor der Wirklichkeit?

Was genau ist das Problem, wenn wir uns so in Phantasien verlieren? Leiden wir dann an einem Übermaß an Vorstellungskraft? Sind unsere Träume vielleicht zu unrealistisch? Fehlt uns der Halt in der Wirklichkeit? Geht es also darum, dass wir uns z. B. ein Leben als Superstar erträumen, der an mehreren Orten ein schickes Appartement oder ein kleines Landhaus sein eigen nennt, während wir in Wahrheit aus dem Fenster einer Einzimmerwohnung auf lauter graue Hochhäuser und eine vierspurige Straße schauen? Das ist ein Aspekt. Unter Umständen erträumen wir uns Möglichkeiten, die nur mit sehr viel Glück – oder gar nicht – realisierbar sind. Der Traum, es vom Tellerwäscher zum Millionär zu bringen, bleibt ja meist genau das, ein Traum.

Es kann aber auch sein, dass wir uns zwar realisierbare Möglichkeiten ausmalen, damit aber nie an ein Ende kommen. Anstatt zu handeln, stellen wir uns dann immer neue Möglichkeiten vor: Wie wäre es wohl, wenn ich nach New York zöge? Oder nach Paris? Wie wäre es, wenn ich mir einen Bauernhof kaufen würde? Oder sollte ich vielleicht eine Weltreise machen? Solche Phantasiereisen können sehr hilfreich sein, um herauszufinden, wer man ist und wie man leben will. Dabei aber ist vorausgesetzt, dass die Phantasien irgendwann auf eine wirkliche Handlung zielen. Tun sie das aber nicht bzw. finde ich aus der Phase des Phantasierens nie heraus, dann bleibe ich im Raum imaginärer Möglichkeiten stecken.

2.1.2 Fliehen Sie vor Ihren Grenzen?

Wenn ich aber nie etwas zu realisieren versuche und alle Gegebenheiten meines Lebens permanent in Frage stelle, dann vermeide ich die Konfrontation mit den Grenzen, die mein Leben immer hat. Wenn ich mich aber mit den Grenzen meines Charakters, meiner Fähigkeiten oder Lebensumstände nie bewusst und nüchtern auseinandersetze, finde ich nicht heraus, wer ich eigentlich bin oder sein kann. Meine Phantasie kann mich also, wie Sören Kierkegaard bemerkt, so „ins Unendliche" führen, dass ich gar nicht mehr zu mir zurückfinde und mich selbst verliere (Kierkegaard 2002, S. 29).

2.1.3 Vermeiden Sie Festlegungen?

Aber nicht nur meine Grenzen, auch meine Fähigkeiten und Neigungen zeigen sich oft erst, wenn ich etwas tue. Vermeide ich also das Leben, dann lerne ich mich selbst nicht kennen und werde nie konkret. Wenn ich in fiktiven Welten schwelge, nutze ich meine Freiheit nicht und vermeide es, Verantwortung für mein Leben zu übernehmen. Ich treffe ja keine Entscheidungen und scheue jede Art von Festlegung wie der Teufel das Weihwasser. Über das phantasierte Glück geht mir dann außerdem auch die Befriedigung verloren, die man aus konkretem Handeln und Leben gewinnen kann.

Nach meinem Eindruck ist diese Form des Selbstverlusts gerade unter den jungen – und nicht mehr ganz so jungen – Großstadtbewohnern sehr häufig. Vielen fällt es z. B. schwer, sich auf einen Partner oder eine Partnerin festzulegen: Es könnte ja noch etwas Besseres kommen. Und: Bin ich wirklich verliebt genug? Überhaupt: Es könnte ja reizvoller sein, sich gar nicht festzulegen. Und außerdem habe ich ja noch ein paar Jährchen Zeit. Ähnliches gilt für die Berufswahl. Viele von uns überlegen sehr lange, bevor sie eine Ausbildung anfangen oder eine Arbeit antreten. Während sich also die einen zu sehr und zu schnell von den Umständen bestimmen lassen und sich darin verlieren, vermeiden die anderen den Kontakt mit diesen Umständen und bleiben in der Welt fiktiver Möglichkeiten stecken.

> **Beispiel**
>
> Herr Tauber (33) kommt mit seinem Studium nicht zu Ende. Immer wieder überlegt er, was er nach der Uni machen soll. Vielleicht hätte er ja auch etwas ganz anderes studieren sollen? Seine Freundin wartet schon länger auf eine klare Aussage, ob er nun Kinder will oder nicht. Ob sie wohl wirklich die Frau ist, mit der er sein Leben verbringen will? Kommt da noch eine bessere? Ja, soll er sich überhaupt festlegen und sich auf eine Frau beschränken?

Wie sich in unseren Gesprächen zeigt, findet Herr Tauber deswegen aus seinen Überlegungen nicht hinaus, weil er Angst hat, die falsche Entscheidung zu fällen. Jede Entscheidung könnte sich ja als falsch herausstellen. Und so zögert er lieber – und lebt noch ein bisschen so weiter wie bisher …

2.1.4 Warten Sie noch mit dem Leben, bis …?

Das Erfinden immer neuer Möglichkeiten ist nicht der einzige Weg, das konkrete Leben zu vermeiden. Ich kann mir auch stattdessen ein einziges, großes, vielleicht sogar unrealistisches Ziel stecken und mir sagen, mein Leben beginnt, wenn ich erst einmal … In beiden Fällen wird mein Leben je länger je unbefriedigender. Es fühlt sich irgendwann leer an, denn wirklich lebendig sind wir nur, wenn wir das Leben nicht lediglich phantasieren oder planen, sondern leben, und dabei versuchen, unsere Träume und Pläne hier und jetzt umzusetzen und dabei den konkreten Umständen Rechnung tragen.

2.1.5 Das Leben entscheidet für uns

Und faktisch gilt ja ohnehin: Auch wenn ich mich nicht entscheide, geht das Leben weiter und entscheidet für mich. Kierkegaard kleidet das in das Bild eines Steuermanns auf einem Segelschiff (Kierkegaard 2007, S. 712): Wenn der Steuermann nicht jetzt entscheidet, einen bestimmten neuen Kurs anzuschlagen – und durchzuhalten –, wird er das nie mehr tun können, denn der Wind treibt ihn unaufhaltsam weiter. Will er also einige Stunden später doch noch das Ziel erreichen, über das er vorher nachgedacht hatte, muss er eine wesentlich radikalere Kursänderung in die Wege leiten als zuvor. Im Leben ist es sogar noch schlimmer: für manche Ziele ist es irgendwann definitiv zu spät. Wer also sein Leben phantasiert statt es zu leben, gelangt immer irgendwohin – nur hat er sich nie klar für dieses Ziel entschieden. Der zurückgelegte Lebensweg und das erreichte Ziel haben dann unter Umständen nur teilweise etwas damit zu tun, wer er ist und sein will.

> **Fragen**
> Wenn Sie sich in diesem Abschnitt wieder erkannt haben, können die folgenden Fragen hilfreich sein. Wählen Sie, wenn Sie mögen, die Fragen aus, die Ihnen wichtig zu sein scheinen und lassen Sie sich Zeit…
>
> 1. Denken Sie manchmal sehr lange darüber nach, was Sie tun wollen? Kommen Sie dabei auf immer neue Ideen, aber zu keinem Ergebnis? Warum ist das so?

> 2. Lieben Sie Tagträume, in denen Sie ganz anders sind oder leben? Was fangen Sie mit diesen Träumen an? Können Sie daraus Handlungsimpulse für Ihren Alltag ziehen? Oder hindern Sie diese Phantasien am realen Leben?
> 3. Nehmen wir an, Sie entscheiden hier und heute gar nichts, auch morgen und übermorgen nicht, wie sieht Ihr Leben dann in 2, 5, 10 Jahren aus?

2.2 Wollen Sie mit dem Kopf durch die Wand?

Eine andere Art des Selbstverlusts setzt ebenfalls Phantasie und Vorstellungskraft voraus. Nur lassen wir es dann nicht bei Vorstellungen bewenden: In dieser Form des Selbstverlusts versuchen wir im Gegenteil, das Bild, das wir uns von uns selbst und dem eigenen Leben gemacht haben, wirklich zu leben – allen Umständen und Begrenzungen zum Trotz. In dieser Form des Selbstverlusts will man, wie Kierkegaard es ausdrückt, „sich selbst erschaffen" (Kierkegaard 2002, S. 66). Dabei verleugnet man einen Teil der Realität mit ihren Grenzen und Notwendigkeiten. Vor allem aber verleugnet man die eigenen Schwächen und Bedürfnisse und versucht sich zu demjenigen umzubauen, der man sein will.

2.2.1 Optimieren Sie Ihr Leben?

Wie groß ist der Einfluss Ihrer Entscheidungen auf Ihr Leben? Glauben Sie, dass Sie Ihr Leben zu 100 % im Griff haben? Wenn ja, sind Sie vielleicht, ohne es zu wissen, ein Anhänger von Friedrich Nietzsche. Nietzsche meint, dass wir heute so frei sind von Traditionen, dass wir uns selbst erschaffen können und die Regeln, nach denen wir leben, selbst erfinden können (Nietzsche 2011, S. 563). Wer wir sind, das bestimmen wir selbst. Oder gehören Sie eher zu den Menschen, denen solche Gedanken fremd zu sein scheinen? Vielleicht ist Ihnen der Gedanke, sich selbst zu erschaffen, trotzdem gar nicht so fern, zumindest in manchen Lebensbereichen.

Überfordern Sie sich selbst?
Sehnen Sie sich nach mehr Erfolg und Motivation? Haben Sie deswegen schon einmal an einem Training teilgenommen? Vielleicht hat der Trainer Ihnen immer wieder nachdrücklich wiederholt, dass Sie alles könnten, wenn Sie nur wollten. Vielleicht sind Sie auch schon der Auffassung begegnet, dass sich die Welt stets unseren Wünschen fügt, wenn wir nur überzeugt genug an deren Erfüllung glauben. Wenn das stimmt, können wir nicht nur uns selbst erschaf-

fen und die Regeln, nach denen wir leben, bestimmen. Nein, auch unser Umfeld haben wir dann im Griff. Soweit wäre selbst Nietzsche nie gegangen!

Wie geht es Ihnen mit diesen Ansichten? Mich persönlich stimmen sie eher traurig. Wenn sich wirklich alles meinem Willen fügt, dann wären ja auch die anderen Menschen nur Marionetten. Sie müssten tun, was ich will. Niemand würde sich freiwillig mit mir treffen, einfach weil er oder sie mich schätzt. Niemand würde sich mit mir unterhalten, weil er spannend findet, was ich zu sagen habe. Und niemand könnte mir dann widersprechen. Letztlich wäre ich mit mir allein. Außerdem frage mich: Überfordere ich mich mit einer solchen Ansicht nicht massiv? Wenn ich dann eine schwere Krankheit bekäme oder arbeitslos würde, wäre das – konsequent gedacht – ganz allein meine Schuld. Und was ist, wenn mein Partner krank wird oder mein Kind verunglückt? Liegt das dann auch an mir?

Aber auch, wenn wir nicht daran glauben, dass sich das ganze Universum nach unseren Wünschen richtet, versuchen wir doch das Leben soweit wie möglich in den Griff zu bekommen und nach unseren Vorstellungen zu gestalten. Nicht alle gehen dabei soweit wie Frau Schneidt:

> **Beispiel**
> Frau Schneidt kam zu mir, nachdem sie ein kleines Vermögen für Erfolgstrainings ausgegeben hatte. Immer wieder geht es in unseren Gesprächen um die Versprechen, die ihr gemacht worden waren und die sie so anziehend fand, nämlich dauerhaft selbstsicher, glücklich, gesund und erfolgreich zu leben. Nach vielen Jahren und zahlreichen teuren Kursen hatte sie dieses Ziel nicht erreicht. Nun kam es darauf an, diese Enttäuschung zu verarbeiten und zu akzeptieren, dass das Leben nie nur hell und glücklich sein wird, sondern immer auch seine dunklen Seiten hat. Das aber beinhaltet auch, den Traum aufzugeben, das eigene Leben in der Hand zu haben und immer erfolgreich und stark zu sein.

Vielleicht geht es Ihnen wie mir: Ich verstehe, warum das Ziel, das Frau Schneidt verfolgte, höchst attraktiv ist. Gleichzeitig habe ich aber zu oft die Erfahrung gemacht, dass uns im Leben vieles widerfährt, das wir eben nicht kontrollieren können. Ist die Kopf-durch-die-Wand-Strategie also doch eher selten? Ich denke nein. Bei genauem Hinsehen wenden wir diese Strategie immer wieder an. Ob wir nun Diäten machen, die uns endlich zu schlanken, attraktiven Menschen machen sollen, ob wir nach der Lösung aller inneren Konflikte durch immer neue Selbsterfahrungsseminare streben oder ob wir durch diverse Trainings endlich zu einer durchsetzungsstarken Führungskraft werden wollen, immer entwerfen wir ein Bild von uns. In diesem Bild sind wir vollkommener als jetzt. Oft handelt es sich dabei um eine Vorstellung, die nicht zu uns passt oder die schlicht unrealistisch ist. Vieles, was wir heute unter dem Stichwort „Selbstoptimierung" praktizieren, kann darauf hinauslaufen, dass wir einem falschen, unrealistischen Idealbild unserer selbst hinterherlaufen. Wenn das so ist, überfordern wir uns selbst.

Überfordern Sie das Leben?
Frau Schneidt, die durch Trainings zu einem durchweg glücklichen und erfolgreichen Menschen werden wollte, überfordert nicht nur sich selbst. Sie überfordert auch das Leben. Das heißt, sie erwartet Unmögliches. Was sie sich weg geträumt hat, ist schlicht eine wesentliche Seite der menschlichen Existenz, nämlich dessen Unvollkommenheit und die Möglichkeit des Scheiterns. Damit ist sie natürlich nicht allein. Alter, Krankheit, Tod, echte oder vermeintliche Schwächen, all das sind Formen der Begrenztheit und Unvollkommenheit, die wir alle nur mit Mühe annehmen können. Wenn wir aber unsere Grenzen nicht akzeptieren, dann verlieren wir uns selbst. Dann akzeptieren wir nicht, wer wir sind. Wir schaffen uns ein Wunschbild von uns selbst und tun so allerlei, um diesem Bild zu genügen. Auch der Wunsch nach einem authentischen und selbstbestimmten Leben kann so (miss-)verstanden werden: Ich kann ihn zum Anlass nehmen, mir ein ganz anderes Ich vorzustellen, das ich nur noch realisieren muss. Und dann kann ich mein Leben daran setzen, dieses Bild auch zu verwirklichen.

> **Fragen**
>
> Mit diesen Fragen können Sie prüfen, ob Sie vielleicht da oder dort unter dem „Mit-dem-Kopf-durch-die-Wand-Syndrom" leiden. Die Fragen sind nur Hinweise. Möglicherweise fallen Ihnen nur Dinge ein, die Sie als nützlich und richtig einstufen. Vielleicht fällt Ihnen aber auch das ein oder andere auf, wo Sie Ihre realistischen Grenzen und Einschränkungen nicht akzeptieren können?
>
> 1. Haben Sie Schwächen, die Sie lieber heute als morgen loswerden wollen?
> 2. Haben Sie schon einmal versucht, Ihr Leben von Grund auf zu ändern, indem Sie einen Plan verfolgt haben? Worum ging es Ihnen dabei? Was haben Sie sich davon erhofft?
> 3. Gibt es Dinge, mit denen Sie immer wieder scheitern und an denen Sie trotzdem hartnäckig festhalten? Könnten Sie auch loslassen? Wenn nicht, warum nicht?
> 4. Wenn Sie mit einem magischen Trank der Mensch werden könnten, der Sie gerne wären, welche Eigenschaften hätten Sie dann? Wie sähen Sie dann aus? Wie würden Sie leben? Was tun Sie heute schon, um diesem Bild zu genügen? Passt dieses Bild zu Ihnen? Knüpft es irgendwie sinnvoll an Ihr bisheriges Leben an? Ist es erreichbar – auch ohne Zaubertrank?

Die Gabe zu unterscheiden

Aber ist es nicht sinnvoll, Pläne zu machen und umzusetzen? Ist es etwa nicht wichtig, sich zu verändern und zu wachsen? Ist es für ein authentisches und selbstbestimmtes Leben nicht auch wichtig, äußere Grenzen und innere Schwächen langsam zu überwinden? Sicher, natürlich gibt es Grenzen und Umstände des eigenen Lebens, Charaktereigenschaften und Schwierigkeiten, die mich gerade daran hindern, ich selbst zu sein. Und natürlich ist es sinnvoll, diese zu überwinden oder ihre Auswirkung auf mein Leben abzuschwächen. Problematisch wird es aber dann, wenn wir die im Augenblick unveränderbaren Grenzen und Notwendigkeiten unseres Charakters und unseres konkreten Lebens nicht akzeptieren. Und noch problematischer wird es, wenn wir grundlegende Aspekte der menschlichen Existenz zu ignorieren versuchen, also etwa die Tatsache, dass wir jederzeit krank werden und sterben könnten. Welche Grenze nun zu mir gehört und welche ich eher als zu überwindendes Hindernis sehen kann, das lässt sich abstrakt und allgemein nicht sagen. Diese Frage nämlich lässt sich immer nur konkret und für den jeweiligen Augenblick beantworten. Wir brauchen sozusagen eine Art Gespür dafür, was hier und jetzt für uns möglich und sinnvoll ist, bzw. welche Entwicklungsmöglichkeiten zu uns selbst gehören und welche nicht.

2.2.2 Grenzen sind Chancen

Letztlich sind die Begrenzungen unseres Lebens nicht nur Hindernisse, die ich am liebsten überwinden würde. Schließlich machen mich meine Grenzen ja auch aus und sind wesentlich für meine Identität. Ohne Grenzen hätte ich außerdem auch keine echten Möglichkeiten. Jede wirkliche – nicht nur fiktive – Möglichkeit beruht ja auf etwas, das schon wirklich ist. Jede Wirklichkeit aber ist in der ein oder anderen Art eingeschränkt. Wenn ich z. B. die Möglichkeit habe, als Hammerwerferin an den olympischen Spielen teilzunehmen, dann nur deswegen, weil ich bisher viel trainiert habe und über Talent verfüge. Diese Möglichkeit aber schließt gleichzeitig vieles aus: So werde ich als durchtrainierte Hammerwerferin nicht gleichzeitig über den grazilen Körperbau einer Balletttänzerin verfügen.

Die eigenen Grenzen nutzen

Neben Grenzen und Einschränkungen, die wir überwinden können, gibt es also auch solche, die wir gerade nicht überwinden, sondern bejahen und nutzen sollten. Ein gutes Beispiel kann man dem Buch von Susan Cain „Still" entnehmen, in dem sie an einer Stelle den mühsamen Versuch eines introvertierten Menschen beschreibt, sich dem extrem extrovertierten Umfeld einer berühmten amerikanischen Business-School anzupassen (Cain 2011, S. 74 ff.). Cain will zeigen, dass sich hinter der vermeintlichen Schwäche eines introvertierten Charakters besondere Stärken verbergen: Introvertierte werden vielleicht keine Menschenmenge zu Begeisterungsstürmen hinreißen können, sie sind aber oft sehr gut in anderen Dingen, die Zurückhaltung und Beobachtungsgabe voraussetzen. Um die Schätze zu heben, die mit einer solchen Grundorientierung einhergehen, darf ich sie aber nicht ablehnen oder gar verleugnen, sondern muss sie annehmen und die verborgenen Stärken entdecken, die diese Orientierung mit sich bringt.

Ein Beispiel aus Zürich
Ein schönes Beispiel für einen Menschen, der mit dem Kopf durch die Wand will und sich trotzig gegen sich selbst stellt, kann man in Max Frischs Roman „Stiller" finden (Frisch 1982). Der Roman beginnt damit, dass die Hauptfigur des Romans versichert, er sei nicht Stiller. Stiller, der seine Schweizer Heimat vor Jahren verlassen hat und bei seiner Rückkehr im Zusammenhang mit einer Spionageaffäre verhaftet wird, beharrt nämlich darauf, ein Herr White aus den USA zu sein. Von seinem Verteidiger und seinem Wärter gebeten, sein Leben zu erzählen, fabuliert er eine Vergangenheit als mehrfacher Mörder und Frauenheld, als ganzer Kerl eben, der er in Wirklichkeit nie war.

Diese Lüge ist nicht grundlos. Im Laufe des Romans stellt sich Stillers Weigerung, Stiller zu sein, nämlich zunehmend als Flucht aus einer Form der Anpassung heraus. Stiller lügt, weil er glaubt, in der Lüge mehr er selbst zu sein als in der Identität, die ihm seine Frau und seine Zürcher Umgebung aufgedrängt haben. Die Freiheit, sich ein Leben zu erdichten oder ein neues Leben anzufangen, ist für ihn eine Freiheit, er selbst zu sein jenseits falscher Bilder und Erwartungen. Ein solch erdichtetes Ich aber muss notwendig scheitern. Wir können uns nicht einfach neu erfinden, ohne unsere Geschichte und die sich aus ihr ergebenden Grenzen zu akzeptieren.

2.3 Haben Sie resigniert?

Frischs Romanfigur Stiller, der behauptet jemand anderes zu sein, nämlich ein großartiger Amerikaner mit schillerndem Lebenslauf namens White, kann man sich auch als jemanden vorstellen, dem die schnöde Realität seines Lebens nicht genügt. Irgendwie sollten die Welt und er selbst vollkommener, strahlender oder großartiger sein. Anstatt sich nun eine andere Identität zurecht zu denken, hätte Stiller auch leise resignieren können: Er hätte sein Leben gelebt, aber mit einer stillen, manchmal leicht traurig gestimmten Distanz. Nicht wenigen Menschen geht es ähnlich. Sie haben z. B. das Gefühl, eigentlich ganz anders zu sein. Oft haben diese Menschen ein Traumbild von einem ganz anderen Leben, an dessen Verwirklichung sie aber nicht mehr glauben. Möglicherweise funktionieren sie im Alltag trotzdem sehr gut und erledigen ihre Aufgaben. Eventuell genießen sie auch ihre Freizeit. Dennoch bleiben sie innerlich ein wenig unbeteiligt, denn da gibt es oder gab es einmal diesen Traum, diese Hoffnung, diesen Aufbruch … Aber daraus ist ja nichts geworden.

Kierkegaard beschreibt eine solche Haltung am Beispiel eines Mannes, der sich in eine Prinzessin verliebt (Kierkegaard 2004, S. 37). Nachdem ihm nun völlig klar geworden ist, dass sich diese Liebe nicht praktisch leben lässt, verzichtet er und kehrt er in seinen Alltag zurück. Nur ist er nicht mehr ganz bei der Sache. Lieber pflegt er wehmutsvoll – und doch mit heimlichem Genuss – seine unmögliche Liebe zur Prinzessin. In unserem Alltag gibt es nicht besonders viele Prinzessinnen und daher auch nicht viele Männer, die sich in Prinzessinnen verlieben. Dennoch gibt es unter uns viele enttäuschte Menschen, die gerne etwas ganz Anderes, vielleicht sogar etwas Besonderes geworden wären. Andere leiden daran, dass ihre ethischen Vorstellungen oder ein Traum sich als unrealisierbar herausgestellt haben.

> **Beispiel**
> Herr Seidl wäre gerne Schriftsteller geworden. Leider scheint er nicht genug Talent zu besitzen. Vielleicht fehlt ihm auch einfach das nötige Glück oder die Beziehungen, die ihm helfen würden. Vielleicht traut er sich auch einfach nicht, sein Ziel wirklich mit Entschiedenheit anzustreben. Wie dem auch sei, in seinem doch eher durchschnittlichen Alltag jedenfalls lebt Herr Seidl so, als wäre er in seinem Leben immer sozusagen zu Gast. Irgendwie ist er nicht ganz dabei. Zwar geht er einer völlig normalen Arbeit nach, eigentlich aber ist er ein Dichter und leidet immer wieder unter seinem allzu „gewöhnlichen" Leben.

Hinter der Melancholie einer solchen Lebensweise steht ein gehöriges Stück Ablehnung – sich selbst, den anderen, ja der Wirklichkeit insgesamt gegenüber, die so weit hinter dem eigenen Ideal oder dem eigenen Lebenstraum zurückbleibt. Und leider verpasst man dabei das eigene konkrete Leben hier und jetzt – und übersieht unter Umständen reale Entwicklungsmöglichkeiten.

> **Fragen**
>
> Die folgenden Fragen können Sie dabei unterstützen, herauszufinden, ob Sie in Ihrem Leben auch Punkte haben, an denen Sie resigniert haben anstatt konkret im Leben zu stehen.
>
> 1. Gibt es Träume und verpasste Gelegenheiten, denen Sie noch nachhängen?
> 2. Was hat Sie bisher an der Realisierung Ihrer Träume gehindert? Sind sie realistisch? Was hält Sie dann davon ab, sie umzusetzen?
> 3. Wo täte Ihnen ein klarer Abschied von Möglichkeiten gut, die Sie immer noch mit sich herumtragen?
> 4. Wo wäre es gut, Ihren Träumereien nachzugehen, und sei es in einem begrenzten Umfang?
> 5. Spüren Sie manchmal eine Art melancholischer oder trauriger Distanz dem konkreten Alltag gegenüber? Woran hindert Sie diese Distanz? Was ist vielleicht auch gut an ihr?

2.4 Wege ins konkrete Leben

Ob Sie sich in Phantasien verlieren, mit dem Kopf durch die Wand wollen oder melancholisch-resigniert durch das Leben gehen, immer vermeiden wir es, unsere Grenzen anzunehmen und bewusst zu gestalten. Wir flüchten vor der Wirklichkeit und setzen auf Trugbilder, die wenig damit zu tun haben, wer wir wirklich sind und sein können. Wer aus dieser Flucht zurückkehren will in das konkrete Leben, kann verschiedene Wege beschreiten. Auf einige dieser Wege werde ich unten zurückkommen. Dazu gehört unter anderem die Frage, warum wir vor dem Alltag flüchten. Wer hier weiter sucht, stößt letztlich oft auf starke Gefühle und zum Teil unbewusste Motive (Kap. 3). Manchmal ist es sinnvoll oder gar notwendig, sich mit diesen Gefühlen und Motiven auseinanderzusetzen (Kap. 4). Die Lösungswege, die ich hier vorschlage, kommen noch ohne eine solche Auseinandersetzung aus.

2.4.1 Machen wir uns mit unseren Grenzen vertraut!

Anstatt vor den Grenzen unseres Lebens zu fliehen, könnten wir uns unsere Grenzen vor Augen führen und bestimmte Tatsachen akzeptieren, die für unser Leben entscheidend sein können. Die Wirklichkeit kann für eine heißgelaufene Phantasie wie eine kalte Dusche wirken. Eine ähnliche Wirkung kann die bewusste Wahrnehmung der Realität auch dann haben, wenn wir melancholisch- resigniert durch den Alltag gehen oder unser Leben partout dem eigenen Willen unterwerfen wollen.

Wenn ich vor den Grenzen meines Lebens fliehe, kann ich mich z. B. fragen: Was kann ich überhaupt nicht? Was kann ich stattdessen ziemlich gut? Auf dieses Thema werde ich weiter unten noch eingehen. Inwiefern diese Frage relevant ist, wenn man aus der Flucht vor sich selbst zurückfinden will, ist klar: Es macht keinen Sinn, sich ein Leben auszumalen, zu ersehen oder anzustreben, für das man eine Begabung braucht, die man nicht hat. Wer keinerlei Taktgefühl hat und schlecht hört, kann kaum eine Karriere als Geiger ins Auge fassen. Umgekehrt ist eine Begabung eine konkrete Wirklichkeit, auf die man aufbauen kann, wenn man nach einer realistischen Ausrichtung im Leben sucht (mehr dazu in Kap. 9). Eine andere Möglichkeit, im konkreten Leben anzukommen, besteht darin, sich selbst klar zu machen, welche Verpflichtungen ich vielleicht habe: Welche Menschen z. B. verlassen sich auf mich (Kap. 8)? Aber auch aus unserer Biografie und aus unserem Alter ergeben sich Festlegungen: Für was ist es in meinem Alter z. B. einfach zu spät und was steht in meiner Lebensphase stattdessen an (Kap. 10)?

2.4.2 Fragen wir uns, was uns wirklich wichtig ist!

Wenn wir herausfinden, was uns wirklich wichtig ist und welches unsere eigentlichen Bedürfnisse sind, fallen viele Möglichkeiten von vornherein weg, die wir sonst herbei phantasieren oder die wir anstreben könnten (mehr dazu in Kap. 5 und 6). Anders als in Anpassung und Zwang ergeben sich Entscheidungen dann nicht aus den Festlegungen der Vergangenheit. Sie beruhen im Gegenteil darauf, dass wir zu einer bestimmten Möglichkeit entschieden „Ja" sagen können (Kap. 10).

Wenn wir uns fragen, was uns wirklich wichtig ist, dann lassen wir die Enge eines von der Konvention bestimmten Lebens innerlich hinter uns. Wir bleiben aber nicht bei einem nur gedachten Ideal oder in der Welt der Möglichkeiten stecken. Wir kehren stattdessen zurück in unseren Alltag und tun jeweils den nächsten konkreten Schritt. Ob es um die Steuererklärung geht, die Adventsfeier in der Firma oder eine anstehende Bewerbung, wir machen uns an die Sache ohne inneren Vorbehalt. Äußerlich sind wir dann unter Umständen von einem völlig angepassten Menschen nicht zu unterscheiden. Bei näherem Hinsehen und mit Blick auf unsere innere Einstellung sieht man aber, dass sich in unserem Leben das ausdrückt, worum es uns wirklich geht. Genau das ermöglicht es uns, unseren Alltag entschieden zu bejahen.

2.5 Bleiben Sie beweglich!

Wie finden wir aus den verschiedenen Formen des Selbstverlusts, wie wir sie in diesem und dem vorangegangenen Kapitel kennen gelernt haben, heraus? Was können wir schon jetzt darüber sagen, wie ein authentisches und selbstbestimmtes Leben gelingen könnte? Einige Punkte scheinen wichtig zu sein.

- Werden Sie sich Ihrer Freiheit bewusst. Das heißt, machen Sie sich klar, dass Sie immer einen Spielraum haben, anders zu leben, zu denken und zu handeln.
- Machen Sie sich aber auch klar, dass Ihre Freiheit Grenzen hat: Es gibt Wirklichkeiten, die man nicht verleugnen kann, ohne sich in fiktiven Welten zu verlieren oder einem falschen Bild hinterherzurennen, das man sich von sich selbst gemacht hat.
- Treffen Sie konkrete Entscheidungen und übernehmen Sie dafür die Verantwortung.
- Wenn Sie unter unrealistischen Träumen oder vergangenen Chancen leiden, nehmen Sie sich eine Zeit der Trauer – und geben Sie sie, wenn möglich, auf. Ihr Leben findet hier und jetzt statt und nicht dann und dort.

Hinter diesen Punkten steht eine Lebensweise, die beweglich bleibt und die beiden Pole unserer Existenz, nämlich die Weite unserer Möglichkeiten und die Begrenzungen und Gegebenheiten unseres Lebens immer wieder verbindet (Kierkegaard 2002, S. 28). Dabei kann es nicht darum gehen, einfach zwischen beiden Seiten hin und her zu springen. Wir werden nicht wir selbst, wenn wir in einem Moment eine für uns unpassende Rolle leben und im nächsten von einem ganz anderen Leben phantasieren. Kierkegaard schlägt uns daher eine Bewegung vor, die uns erst aus unseren gewohnten Grenzen ins Weite und dann wieder zurück in den konkreten Alltag führt. Zuerst geht es darum, dass wir uns aus den vorgegebenen Umständen unseres Lebens lösen, indem wir uns der Freiheit und der Weite unserer Möglichkeiten bewusst werden. Danach ist es notwendig, aus der Weite zurückzukehren in unseren von Grenzen geprägten Alltag – und in diesem Alltag etwas von unseren Möglichkeiten zu verwirklichen. In dem Maße, in dem wir diesen Prozess bewusst vollziehen, werden wir wir selbst, und zwar in einem dreifachen Sinne: Erstens leben wir bewusster. Anstatt einfach irgendwie vor uns hin zu leben, leben wir zunehmend aus eigenen Entscheidungen heraus. Wir erkennen zweitens immer deutlicher, welche für uns typischen Grenzen und Einschränkungen, Charaktereigenschaften und Talente zu uns gehören. Wir nehmen also immer mehr an, wie wir uns bisher entwickelt haben bzw. wer wir von Geburt an sind. Und drittens entdecken und verwirklichen wir Möglichkeiten, die für uns wesentlich sind.

Den dritten Punkt werde ich in den folgenden Kapiteln von verschiedenen Perspektiven beleuchten. Die Frage, welche Möglichkeiten für uns wirklich wesentlich sind, ist ja alles andere als leicht zu beantworten. Ein Weg, zu einer Antwort zu kommen, besteht natürlich darin, die eigenen Gefühle und Bedürfnisse genauer kennen zu lernen. Dabei stoßen viele Menschen auf ein Hindernis: Wir sind schlicht nicht geübt darin, unsere Gefühle und Bedürfnisse in vollem Umfang wahrzunehmen. Manche haben wir außerdem – aus guten Gründen – erfolgreich aus unserem Bewusstsein verbannt. Wenn wir also herausfinden wollen, welche Möglichkeiten wir in unserem Leben verwirklichen wollen, geht es oft zuerst einmal darum, den Raum unserer Gefühle und Bedürfnisse intensiver zu erkunden als bisher. Auf dem Weg zu sich selbst stoßen viele Menschen auf Gebote, Verbote und Erwartungen aus ihrem Elternhaus, die bestimmte Gefühle und Bedürfnisse verbieten und ein bestimmtes Verhalten vorschreiben. Eine Auseinandersetzung mit den Prägungen unserer Herkunftsfamilie kann dann hilfreich sein. Darum soll es in den nächsten beiden Kapiteln gehen.

2.6 Das Wichtigste zusammengefasst

In diesem Kapitel habe ich versucht, eines klar zu machen: Ein authentisches und selbstbestimmtes Leben hat mit Realitätsflucht nichts zu tun. Weder können Sie mit dem Kopf durch die Wand, d. h. Ihren Charakter und Ihre Lebensumstände einfach frei bestimmen. Noch kann es darum gehen, sich in immer neuen Phantasien zu verlieren. Und auch das melancholisch-resignierte Festhalten an unrealisierbaren Träumen hat nichts mit einem authentischen Leben zu tun. Wenn Sie selbstbestimmt und authentisch leben wollen, dann ist es unumgänglich, die Grenzen Ihres Charakters, Ihrer Fähigkeiten und mancher Lebensumstände zu akzeptieren, konkrete Entscheidungen zu fällen und umzusetzen.

Literatur

Cain S (2011) Still – Die Bedeutung der Introvertierten in einer lauten Welt. Riemann, München

Frisch M (1982) Stiller, Suhrkamp, 16. Aufl. Frankfurt am Main

Kierkegaard S (2002) Die Krankheit zum Tode, 4. Aufl. Europäische Verlagsanstalt, Hamburg

Kierkegaard S (2004) Furcht und Zittern, 5. Aufl. Europäische Verlagsanstalt, Hamburg

Kierkegaard S (2007) Entweder – Oder, 9. Aufl. Deutscher Taschenbuch Verlag, München

Nietzsche F (2011) Die Fröhliche Wissenschaft, 8. Aufl. Deutscher Taschenbuch Verlag, München

3

Wie Ihre Familie Ihr Leben prägt

Inhaltsverzeichnis
3.1 Was dürfen Sie auf keinen Fall fühlen? 31
3.2 Leben Sie das Leben Ihrer Eltern? 34
3.3 Wie schauen Sie auf sich selbst? 36
3.4 Hintergründe: Wege zum falschen Selbst 38
3.5 Das Wichtigste zusammengefasst 40
Literatur 40

> In diesem Kapitel können Sie mehr darüber herausfinden, wie Ihr bisheriges Leben durch die Verbote und Erwartungen Ihrer Eltern und Ihrer Familie beeinflusst worden ist. Wenn Sie authentisch und selbstbestimmt leben wollen, kann es unerlässlich sein, sich mit dem Einfluss Ihrer Herkunftsfamilie auseinanderzusetzen. Denn nur wenn Sie wissen, was Sie geprägt hat, können Sie freier entscheiden, was davon zu Ihnen gehört und was nicht. Und nur dann können Sie unter Umständen auch die Gefühle, Wünsche, Impulse und Bedürfnisse wahrnehmen, die Sie bisher vor sich selbst versteckt haben und frei mit ihnen umgehen.

3.1 Was dürfen Sie auf keinen Fall fühlen?

Gibt es Gefühle, die Sie noch nie oder kaum je empfunden haben? Kennen Sie z. B. keine Wut, keinen Neid oder keine Eifersucht? Sind Sie vielleicht stets oder doch meistens guter Dinge oder niemals ängstlich? Würden Sie niemals weinen, schon gar nicht in der Öffentlichkeit? Und was wäre, wenn

Sie auf einmal solche bisher fremden Gefühle in sich spüren würden? Wie ginge es Ihnen, wenn diese Gefühle auf einmal so stark würden, dass sie auch für andere sichtbar wären? Würden Sie sich dann schämen oder hätten Sie Schuldgefühle?

Wenn wir Gefühle nicht kennen oder wahrnehmen, kann es natürlich immer sein, dass wir sie gar nicht oder nur sehr selten empfinden. Das ist möglich. Möglich ist aber auch, dass wir uns verboten haben, sie zu fühlen. Dasselbe gilt für Wünsche, Bedürfnisse und Begierden. Nicht jeder Mann, der noch nie einen anderen Mann begehrt hat, ist deswegen unbewusst homo- oder bisexuell. Aber über die Jahrhunderte hinweg haben viele Menschen ihre „verbotenen" Neigungen nicht nur vor anderen, sondern auch vor sich selbst versteckt. Dieses Beispiel unterstreicht vielleicht, warum es so wichtig ist, seine Gefühle und Bedürfnisse wahrzunehmen, wenn man ein authentisches und selbstbestimmtes Leben führen will. Denn, wie authentisch ist ein Leben, in dem man z. B. seine sexuellen Neigungen oder so fundamentale Gemütskräfte wie die eigene Angst oder Wut sogar vor sich selbst verleugnen muss?

Wie aber kommt es, dass wir manche unserer Gefühle und Bedürfnisse gar nicht wahrnehmen? Im vorletzten Kapitel hatten wir natürlich schon einen Grund betrachtet: Es kann gut sein, dass unsere Kultur bestimmte Gefühle und Bedürfnisse verbietet – und andere vorschreibt, etwa nach dem Motto „Ein Mann hat keine Gefühle, höchstens Stimmungen!". Oder: „Frauen sind sanftmütig und verständnisvoll!" (Kap. 1). Daneben gibt es aber auch familiäre Erwartungen, Verbote und Gebote, die regeln, wie wir zu fühlen und was wir zu wollen haben. Oft sind es unsere Eltern, denen wir es recht machen wollen, wenn wir bestimmte Gefühle und Bedürfnissen unterdrücken.

In jeder Familie nämlich gibt es bewusste und unbewusste Erwartungen der Eltern oder anderer wichtiger Bezugspersonen. Und es gibt die Tendenz von Eltern, Zuwendung und Liebe daran zu knüpfen, dass diese Erwartungen erfüllt werden. Diese Erwartungen richten sich in der Regel nicht nur auf das Verhalten der Kinder, sondern eben auch darauf, welche Gefühle und Bedürfnisse Kinder wahrnehmen und ausdrücken dürfen. Die Psychoanalytikerin Alice Miller betont in diesem Zusammenhang, dass wir als Kinder auf Bestätigung und Liebe von unseren Eltern angewiesen sind. Daher verbieten wir uns diejenigen Impulse, die den elterlichen Erwartungen widersprechen (Miller 1983, S. 31). Viele dieser Erwartungen, Gebote und Verbote werden nie deutlich ausgesprochen. Als Kinder spüren wir sie dennoch und bilden entsprechende Verhaltensmuster aus. Sich dieser Erwartungen später bewusst zu werden, kann sehr befreiend sein.

> **Beispiel**
>
> Frau Martin hatte einen depressiven Vater, der bei Konflikten und Auseinandersetzungen sozusagen „in sich zusammenfiel" und unendlich traurig wirkte. Ihre Mutter versuchte die oft lastende Schwere, die in der Familie manchmal herrschte, durch betonte Fröhlichkeit zu überspielen. Frau Martin unterstützte ihre Mutter und versuchte, den Vater immer wieder aufzuheitern. Wutanfälle hatte sie kaum. Auch in der Pubertät war sie „ganz unproblematisch". In ihrem Leben als erwachsene Frau blieb sie konfliktscheu. Wenn sie traurig war, zog sie sich zurück oder versuchte, dieses Gefühl zu überspielen. Ihre Gedanken dazu gibt sie so wieder: „Ich kann die anderen nicht damit belasten, wenn es mir schlecht geht."

Man kann sich gut vorstellen, dass Frau Martin als kleines Mädchen die Erwartung der Mutter spürte oder zu spüren glaubte, ihr wenigstens nicht noch mehr Probleme zu machen. Und man kann sich gut vorstellen, dass sie ihr dabei helfen wollte oder musste, der lastenden Schwere im Haus etwas entgegenzusetzen. In therapeutischen Gesprächen zeigt sich außerdem, dass Frau Martin sich schuldig fühlte, wenn sie ihren Vater traurig gemacht hatte, etwa weil sie vielleicht doch einmal wütend oder fordernd geworden war. Folglich lernte sie ihre Wut und viele „egoistische" Wünsche gar nicht erst wahrzunehmen. Stattdessen setzte sie sich eine fröhliche Maske auf. Ein solches Ausblenden der sogenannten negativen Gefühle wie Wut oder Schmerz gibt es in vielen Familien. Es gibt aber auch Familien, in denen im Gegenteil zu viel echte und spontane Fröhlichkeit nicht erwünscht ist und nicht gelebt werden kann.

> **Fragen**
>
> Die folgenden Fragen haben alle ein Ziel, nämlich dass Sie darüber nachdenken und nachfühlen können, welche Gefühle und Bedürfnisse Sie vielleicht vor sich selbst zu verstecken gelernt haben, um es Ihren Eltern oder anderen Familienmitgliedern recht zu machen. Achten Sie auch auf die Gefühle, die Sie vielleicht heute spüren, wenn Sie die Fragen beantworten.
>
> 1. Gibt es Gefühle, die Sie nur von anderen kennen? Wer wäre enttäuscht, wenn Sie diese Gefühle auf einmal spüren und offen zeigen würden?
> 2. Nehmen wir einmal an, Sie hätten als Kind Ihre Eltern enttäuschen oder ärgern wollen, welche Gefühle und welche Bedürfnisse hätten Sie dann äußern müssen? Welche Gefühle und Bedürfnisse hätten Ihre Eltern vielleicht nicht ausgehalten?
> 3. Wie schauen Ihre Mutter und Ihr Vater jeweils auf Ihren Charakter heute? Sind Sie als Mann vielleicht nicht hart und erfolgreich genug? Sind Sie als Frau aus Sicht Ihrer Mutter vielleicht zu „männlich" oder nicht männlich genug?
> 4. Oder ist genau das Gegenteil der Fall: Sind Sie genau so, wie Sie sein sollten? Dürften Sie dann auch ganz anders sein?
> 5. Welche Rolle spielt all das für Ihr Leben heute?

> Ihre Antworten auf diese Fragen können Hinweise darauf sein, ob Sie Seiten von sich unterdrückt haben. Die Frage, was das für Ihr Leben heute bedeutet, ist sicher nicht sofort zu beantworten. Sie können sich aber einmal fragen, wie Ihr Leben aussähe, wenn Ihre bisher ungelebten Seiten darin mehr Raum bekommen würden.

3.2 Leben Sie das Leben Ihrer Eltern?

Was für Lebensziele und Träume hatten eigentlich Ihre Eltern und Großeltern? Und wie gehen Sie damit um? Und haben Sie einmal darüber nachgedacht, welche Regeln es in Ihrer Familie für die Wahl eines Berufs oder eines Partners gibt oder gab? Hätten Sie zum Beispiel einfach alles werden können, wozu Sie die nötige Begabung hatten? Hätten Sie also Straßenbahnfahrer oder Medizinprofessorin, Bäuerin oder Schichtarbeiter, Erzieherin oder Psychologe werden können, ohne sich bei dem ein oder anderen Beruf irgendwelche schrägen Blicke, Kritik oder entmutigende Kommentare anhören zu müssen?

Wenn es in Ihrer Familie Regeln oder elterliche Träume und Erwartungen gab, und das ist ziemlich unvermeidlich, können Sie sich fragen, welchen Einfluss diese auf Ihre Entscheidungen hatten. Konnten Sie trotzdem innerlich frei entscheiden? Sind Sie diesen Regeln, Erwartungen und Träumen Ihrer Eltern gefolgt? Egal, wie Sie antworten, es kann sein, dass Ihre Wahl für Sie stimmt. Es könnte aber auch sein, dass die Ansichten und Einstellungen Ihrer Eltern oder Ihrer Familie zu unstimmigen Entscheidungen beigetragen haben. Vielleicht haben Sie sich einfach angepasst. Vielleicht haben Sie aber auch, wie man im Allgäu sagt, „grad mit Fleiß", also aus Trotz, das Gegenteil davon getan, was man von Ihnen erwartet. Auch der Rebell hat allerdings eine Regel: Erfülle niemals diese oder jene Erwartung, die dein Vater, deine Mutter, dein Chef, deine Frau oder die Regierung an dich haben.

> **Beispiel**
>
> Herr Lukić ist Student der Ethnologie. Zumindest ist er eingeschrieben. Eigentlich tut er nicht viel. Ab und an jobbt er ein wenig in einem Café. Ansonsten hängt er herum, macht Computerspiele und kifft mehrmals täglich. Auf Nachfrage berichtet er, dass er aus einem sehr leistungsorientierten Elternhaus komme. Die Eltern seien aus dem ehemaligen Jugoslawien nach Deutschland gekommen, damit es ihre Kinder einmal besser hätten. Gute Noten seien nie genug gewesen und sein Vater „arbeitet bis zum Umfallen" in einem wenig anspruchsvollen Job, damit seine Kinder auf das Gymnasium und die Universität gehen können. Der ältere Bruder sei angepasst und erfülle den Plan der Eltern. Aber er habe dazu keine Lust.

Herr Lukić hat nicht nur viel – gut gemeinte – Unterstützung durch seine Eltern erfahren. Er hat auch eine Menge Druck gespürt. Zuneigung habe es vor allem dann gegeben, wenn er „performt" habe. Liebe ist also – zumindest in der Wahrnehmung des Sohnes – an Bedingungen geknüpft. Das aber führt typischerweise zu einem Konflikt zwischen den Erwartungen der Eltern einerseits und den eigenen Wünschen und Bedürfnissen andererseits. In vielen Fällen passt sich das Kind an, um die Liebe der Eltern zu erringen. Manche Menschen hingegen rebellieren und bleiben unter Umständen, wie Herr Lukić, in der Rebellion stecken.

> **Fragen**
> Wer die Erwartungen der eigenen Eltern kennt, versteht sich unter Umständen selbst besser. Und er kann entscheiden, ob er diesen Erwartungen in Zukunft folgen will oder nicht. Die folgenden Fragen können Sie dabei unterstützen, sich selbst in diesem Punkt etwas besser kennen zu lernen.
>
> 1. Was müssen Sie in den Augen Ihrer Eltern tun oder erreichen, dass diese Ihr Leben als gut und gelungen ansehen?
> 2. Was dürfen Sie auf keinen Fall tun?
> 3. Was erwartet Ihr Vater, Ihre Mutter von sich selbst – und vom jeweils anderen? Was bedeuten diese Erwartungen für Sie als Mann oder als Frau?

Auch das folgende Experiment dient dem Zweck herauszufinden, inwiefern Erwartungen der Eltern Sie möglicherweise beeinflusst haben und noch beeinflussen:

> **Experiment**
> Haben Sie mit Ihren Eltern schon einmal über deren Lebensziele und Träume gesprochen? Etwas über diese Visionen und Pläne der Eltern zu erfahren, kann sehr hilfreich sein, um den eigenen Lebensweg und die eigenen Entscheidungen besser zu verstehen. Häufig nämlich versuchen Kinder oder Enkel ungelebte Träume ihrer Eltern – oder Großeltern – zu leben. Wenn Ihre Eltern noch am Leben sind, können Sie sie vielleicht befragen. Es kann sein, dass sie darüber nicht sprechen können oder wollen. Dann können Sie natürlich Vermutungen anstellen oder andere Angehörige fragen, denen Sie vertrauen. Die folgenden Fragen sind natürlich nur Beispiele. Ihnen fällt sicher noch viel mehr ein:
>
> 1. Wovon haben Ihre Eltern als junge Menschen geträumt?
> 2. Was haben sie sich selbst verboten?
> 3. Welche Pläne sind vielleicht gescheitert?
> 4. Was wünschen Ihre Eltern Ihnen für Ihren Lebensweg? Und was soll Ihnen auf keinen Fall passieren?

> Danach können Sie sich selbst fragen, ob und wenn ja, wie Ihr Leben von diesen Träumen und Plänen Ihrer Eltern beeinflusst worden ist. Was haben Sie getan, das diesen Zielen entsprach? Wo sind Sie davon abgewichen? Wie fühlt sich beides an? Soweit Sie darüber etwas in Erfahrung bringen können, können Sie sich dieselben Fragen auch in Bezug auf Ihre Großeltern stellen.

3.3 Wie schauen Sie auf sich selbst?

Sind Sie im Großen und Ganzen zufrieden und einverstanden mit sich selbst? Mögen Sie sich auch dann, wenn Sie vielleicht ab und an einen Fehler machen? Oder kritisieren Sie sich ständig und mögen sich im Grunde nicht? Gibt es Maßstäbe, an denen Sie sich messen, oder Ideale, denen sie unbedingt genügen müssen?

Ob wir uns selbst annehmen können oder nicht, hängt wesentlich damit zusammen, ob unsere Eltern uns bedingungslos lieben konnten. In dem Maße, in dem Eltern ihr Kind bedingungslos lieben, können sie ihm auch Grenzen setzen, ohne es dabei als Mensch abzuwerten. Wenn Eltern ihre Liebe aber an Bedingungen knüpfen, wird es für das Kind schwer, sich selbst anzunehmen. Wer sich aber selbst nicht liebt, dem fällt es schwer, den eigenen Weg zu finden, jenseits von Anpassung und Rebellion. Kinder neigen nämlich dazu, die Erwartungen ihrer Eltern oder ihrer Familie innerlich zu übernehmen. Sie machen sich diese Erwartungen so zu eigen, dass sie die entsprechenden Anforderungen irgendwann als die eigenen spüren. Auch sie können sich nur lieben, wenn sie ihnen entsprechen. Sie haben sozusagen den kritischen Blick der Eltern übernommen und sehen sich noch als Erwachsener mit den Augen der Eltern. Sie haben dann das herausgebildet, was Miller als „falsches Selbst" bezeichnet, d. h. ein Selbstbild, das nicht mit den eigenen Gefühlen, Bedürfnissen und Neigungen übereinstimmt (Miller 1983, S. 29).

Typisch in diesem Zusammenhang ist, dass sich oft völlig übertriebene Ideale ausbilden:

- „Wenn ich immer allen helfe und für sie da bin, dann bin ich liebenswert."
- „Wenn ich einen guten Job habe, meinen Haushalt perfekt führe und mich immer um meine Kinder kümmere, dann bin ich in Ordnung."
- „Wenn ich richtig gut auf der Geige oder sehr gebildet bin, dann bin ich interessant und werde geliebt."

> **Beispiel**
>
> Ein solches Ideal hatte auch Frau Haller, deren Mutter gerne Musikerin geworden wäre. Im handwerklich geprägten Elternhaus der Mutter aber hielt man nichts von einer solchen „brotlosen Kunst". Die Mutter machte daher eine Ausbildung als Bürokauffrau und heiratete einen Handwerker, der gar nichts für Musik oder Kunst übrig hatte. Später übernahm der Bruder von Frau Haller den Betrieb des Vaters. Sie aber wurde Musiklehrerin und schämte sich immer ein wenig für ihren Vater, der am liebsten Volksmusik hörte und mit „ziemlich geschmacklosen Kleidern" zu den Konzerten kam, die sie hin und wieder organisierte. Ihr Streben, ein Leben als kultivierte Intellektuelle zu führen, ging so weit, dass sie sich selbst alle trivialen Vergnügungen verbot. Erst nach und nach kam sie dazu, auch einen Unterhaltungsroman oder einen Ausflug an den Baggersee mit Pommes und Radler genießen zu können.

Frau Haller, die den Traum Ihrer Mutter lebte, indem sie Musiklehrerin wurde, kam im Rahmen der Beratung zu dem Schluss, dass sie die Musik wirklich liebte und ihre Wahl zu ihr passte. Insofern ging es nur darum, ihr etwas einseitiges Selbstbild ein wenig zu korrigieren. Manche Menschen aber leben aus dem Wunsch, die Wertschätzung ihrer Eltern zu erlangen, ein Leben, das eigentlich gar nicht zu ihnen passt. Vielleicht entspricht es einer Begabung, die sie haben, aber mit dem Herzen sind sie nicht dabei.

> **Beispiel**
>
> Vielleicht erinnern Sie sich an das Beispiel von Frau Arlt, die nach ihrer Beförderung zur Abteilungsleiterin in einem größeren Unternehmen auf einmal in eine Sinnkrise geraten war (Abschn. 1.1.2)? In unseren Gesprächen zeigt sich, dass sie sich von der neuen Position vor allem die Anerkennung ihres Vaters – und ihres Chefs – erhofft hatte, der selbst beruflich „stecken geblieben war" und von mehr geträumt hatte. Als sie endlich das angestrebte Karriereziel erreicht hatte, fühlte sie sich nach einer Weile leer. Der Grund für diese Leere bestand darin, dass ihr die Arbeit selbst nichts bedeutete. Sie war nur ein Mittel zu dem Zweck, die Liebe ihres Vaters zu bekommen.

Kein äußerer Erfolg kann die Befriedigung ersetzen, die daraus entsteht, dass wir etwas tun, das wir selbst aus freien Stücken heraus wollen. Denn nur ein Erfolg, der auch einem authentischen Erleben entspringt, fühlt sich befriedigend an. Vor allem aber spüren wir unwillkürlich, ob Anerkennung und Wertschätzung wirklich uns selbst gelten oder nur einem Bild, dem wir genügen. Im zweiten Fall fühlen wir, dass wir ja gar nicht gemeint sind. Gesehen und anerkannt wird unsere Leistung, nicht wir selbst bzw. etwas, das uns selbst wirklich wichtig ist. Wenn wir das spüren oder uns die Kraft ausgeht, weiter nach einem Ziel zu streben, das uns die Liebe der anderen garantieren soll, fühlen wir uns oft niedergeschlagen. Manchmal stecken wir dann, wenn wir neue Kraft gewonnen haben, die Ziele einfach ein wenig höher. Dann beginnt das Spiel von Neuem. Manchmal aber kommen wir zur Besinnung und suchen nach einem neuen Weg.

> **Fragen**
>
> Die folgenden Fragen zielen darauf, ob Sie sich selbst annehmen können, unabhängig davon, ob Sie bestimmten Maßstäben entsprechen, die Sie von außen übernommen haben. Versuchen Sie wieder die Antwort spontan, aber mit Ruhe entstehen zu lassen. Und achten Sie auf Ihre Gefühle, die dabei in Ihnen aufsteigen.
>
> 1. Was müssen Sie eigentlich tun oder erreichen, damit Sie zufrieden mit sich sind?
> 2. Wie müssen Sie sein, damit Sie sich wohlwollend und liebevoll anschauen können?
> 3. Und von wem stammt eigentlich der Maßstab, an dem Sie sich messen? Und was tun Sie alles, um diesen Maßstäben zu genügen?
> 4. Wie würde es sich anfühlen, wenn Sie sich einfach annehmen könnten, so, wie Sie sind? Wie sähe dann Ihr Leben aus?
>
> Vor allem die letzte Frage lädt zum Phantasieren und Träumen ein. Sie kann auch starke Gefühle auslösen. Lassen Sie diesen Träumen und Gefühlen Raum. Sie müssen jetzt erst einmal gar nichts tun. Welche Folgerungen sie aus beidem für Ihr Leben ziehen wollen, wird sich zeigen. Zunächst geht es hier darum, den Blick auf das eigene Leben zu verändern. Ideen im Umgang mit dem, was Sie vielleicht herausgefunden haben, finden Sie in Kap. 4.

3.4 Hintergründe: Wege zum falschen Selbst

Der Zusammenhang zwischen unserer Lebensweise und unserem Selbstbild einerseits und den Erwartungen unserer Eltern andererseits, darf nun nicht so verstanden werden, dass Eltern ihre Kinder notwendigerweise aus bewussten, egoistischen Bedürfnissen heraus beeinflussen. Das kommt vor. In der Regel haben die Eltern auf einer bewussten Ebene durchaus das Wohl der Kinder im Auge: Wenn ich z. B. die Armut fürchte, dann werde ich mein Kind möglicherweise so erziehen, dass es im Leben immer genug Geld und Sicherheit haben wird. Wenn ich das größte Glück im künstlerischen Arbeiten sehe, werde ich dies meinen Kindern nahelegen, einfach weil ich ihnen dieses Glück wünsche. Wenn Kinder sich also in eine bestimmte Richtung gedrängt fühlen, kann das durchaus etwas mit einer zwar bevormundenden, aber doch wohlmeinenden Fürsorge der Eltern zu tun haben. Und mit Sicherheit werden es Eltern kaum vermeiden können, ihren Kindern unwillkürlich dann besonders viel Anerkennung zu schenken, wenn sie etwas tun, das sie selbst mögen oder gutheißen.

Eine ergänzende Beschreibung der Entstehung eines falschen Selbst ergibt sich oft, wenn man ganze Familiensysteme betrachtet. Dann sieht es oft danach aus, dass die Kinder aus eigenem Antrieb bestimmte Rollen und Aufträge aktiv übernehmen, die in der Familie gleichsam offen sind. Da hat z. B. ein Elternteil davon geträumt, Kunst zu studieren, hat sich dann aber doch für etwas Solideres entschieden. Sehr oft lebt ein Kind diesen Traum stellvertretend für den Vater oder die Mutter, und zwar selbst dann, wenn die Eltern dem Kind immer wieder nahelegen, beruflich ebenfalls auf Nummer sicher zu gehen. In solchen Fällen geht es, wie gesagt, darum, dass eine Rolle offen ist, in die das Kind gleichsam hineintritt oder hineinwächst. Man könnte solche Prozesse aber auch als Wechselwirkung verstehen zwischen unbewussten Erwartungen des Elternteils und der Tendenz des Kindes, die offenen Positionen oder Rollen der Familie zuliebe zu übernehmen.

Aber auch damit sind die Gründe nicht erschöpft, die einen unverstellten Zugang zu uns selbst verhindern: Manche Menschen wurden z. B. schlicht durch als traumatisch erlebte Situationen in ihrer Selbstwahrnehmung und Selbstentfaltung gehindert.

> **Beispiel**
>
> Frau Fehrbach beklagt, dass sie oft nicht weiß, was sie will, und sich außerdem schlecht durchsetzen kann. Sie ist in einer Familie aufgewachsen, die von einem autoritären Vater beherrscht wurde. Die Kinder hatten zu gehorchen. Regelbrüche oder auch nur allzu ausgelassenes Spielen wurden mit Demütigungen und Gewalt bekämpft. In einer ihrer Erinnerungen sieht sie sich völlig steif dastehen, während ihr Vater sie schlägt. Sie aber ist vor Angst, Schmerz und Scham wie gelähmt. Kein Wunder, dass sie sich später schwer tut, Wut zu empfinden, und dazu neigt, sich nicht zu wehren, ja in vielen Situationen noch nicht einmal zu spüren, was sie eigentlich will. Denn wenn sie das spüren würde, müsste sie ja unter Umständen kämpferisch für sich selbst eintreten. Weil sie aber ihre eigentlichen Bedürfnisse und Gefühle oft nicht spürt, lebt sie teilweise in einer Weise, die ihr nicht entspricht.

Was Frau Fehrbach erlebt hat, ist nur ein Beispiel unter vielen, wie uns die Lebensbedingungen in unserer Kindheit so beeinflusst haben, dass wir bestimmte Seiten unserer selbst nicht mehr wahrnehmen können. Wenn Sie dieses Kapitel stark berührt hat, kann es sinnvoll sein, therapeutische Hilfe in Anspruch zu nehmen. Außerdem finden Sie im nächsten Kapitel Ideen dazu, wie Sie sich von den Einflüssen Ihrer Vergangenheit ein Stück befreien können.

3.5 Das Wichtigste zusammengefasst

Erwartungen, Ge- und Verbote sowie die Lebensträume unserer Eltern beeinflussen uns stark. Viele von uns konnten es sich als Kinder nicht erlauben, das ganze Spektrum ihrer Gefühle und Bedürfnisse wahrzunehmen, weil ihre Eltern manchen Seiten des Kindes keinen Raum geben konnten. Da Kinder versuchen, Liebe und Anerkennung ihrer Eltern zu gewinnen, leben viele von uns ein Leben, das gar nicht zu den eigenen Bedürfnissen und Gefühlen passt. Da wir uns außerdem nur in dem Maße akzeptieren und lieben können, in dem wir von anderen akzeptiert und geliebt worden sind, fällt es vielen von uns schwer, den eigenen Weg zu gehen, unabhängig von den Erwartungen anderer. Ein erster Schritt, sich von diesen Hindernissen auf dem Weg zu Authentizität und Selbstbestimmung zu befreien, besteht darin, sich diese Zusammenhänge klar zu machen und die bisher unterdrückten Gefühle und Bedürfnisse zu spüren.

Literatur

Miller A (1983) Das Drama des begabten Kindes, 1. Aufl. Suhrkamp, Frankfurt am Main

4

Wie Sie freier leben können

Inhaltsverzeichnis
- 4.1 Fühlen Sie, was Sie fühlen … 42
- 4.2 Machen Sie neue Erfahrungen! 43
- 4.3 Selbstliebe entwickeln 45
- 4.4 Destruktive Selbstkritik überwinden 47
    - 4.4.1 Den inneren Kritiker erkennen 47
    - 4.4.2 Ist Ihr innerer Kritiker ein Sadist? 48
    - 4.4.3 Lebensregeln erkennen 49
    - 4.4.4 Rechnen Sie mit Nebenwirkungen! 50
    - 4.4.5 Hintergründe: Mehr zum inneren Kritiker 50
- 4.5 Für sich einstehen 51
    - 4.5.1 Harmonie um jeden Preis? 52
    - 4.5.2 Ohne Selbstbehauptung geht es nicht 53
- 4.6 Versöhnen Sie sich mit Ihrer Vergangenheit 54
    - 4.6.1 Der Blick zurück – Bitterkeit vermeiden 54
    - 4.6.2 Einen realistischen Blick gewinnen 55
- 4.7 Das Wichtigste zusammengefasst 57
- Literatur 57

> Wer die Einflüsse seiner Familie und seiner Biographie erkannt hat, kann freier von ihr werden und besser entscheiden, wie er leben will. Oft reicht die bloße Erkenntnis dieser Einflüsse aber nicht aus. Es kommt auch darauf an, wie man mit diesen Einflüssen der Vergangenheit umgeht. In diesem Kapitel werden Sie daher Möglichkeiten kennen lernen, wie Sie besser mit Ihrer Vergangenheit umgehen und freier leben können.

4.1 Fühlen Sie, was Sie fühlen …

Gab es im letzten Kapitel eine Stelle oder eine Frage, die Sie berührt hat? Was haben Sie gefühlt? Was hat Sie da berührt? Und wie haben Sie auf diese Gefühle reagiert? Konnten Sie sie eine Weile aushalten? Wenn das so war, dann ist das gar nicht selbstverständlich. Schließlich haben wir es oft jahrzehntelang geübt, bestimmte Gefühle und Bedürfnisse eben nicht zu spüren. Damit aber ist uns der Weg zu uns selbst ein Stück weit verstellt. Das, was die Psychoanalytikerin Alice Miller das „wahre Selbst" (Miller 1983) nennt, entwickelt sich, wenn wir frei fühlen können, was wir fühlen. Dazu gehört auch die Trauer um das, was bisher nicht leben durfte. Und dazu gehört natürlich auch die Wut oder der Zorn, über die einschränkenden Muster und Erwartungen, denen wir als Kind in größerem oder kleinerem Maße ausgesetzt waren. Dieser Weg der Selbstwahrnehmung erfordert manchmal psychotherapeutische Begleitung. Aber auch ohne Therapie können wir uns auf die Suche machen nach den eigenen verborgenen Gefühlen, Bedürfnissen und Sehnsüchten. Wenn wir offen sind und uns nicht beim ersten Anzeichen von Angst oder Traurigkeit ablenken, sondern aufmerksam auf unsere Gefühle achten, werden wir eine ganze Menge bisher verborgener Empfindungen und Bedürfnisse entdecken können. Dazu ist es hilfreich, eine zulassende, liebevolle Haltung den eigenen Gefühlen und Bedürfnissen gegenüber einzunehmen.

Wie das geht, kann man sich leicht klar machen, wenn man sich fragt: Wie würde ich mich wohl sinnvollerweise einem Kind gegenüber verhalten, das starken Gefühlen ausgesetzt ist? Wie müsste ich für dieses Kind da sein, dass es seine Gefühle äußern und sich nach und nach beruhigen kann? Ist es sinnvoll, dieses Kind anzuschreien, ihm Vorwürfe zu machen oder ihm den Mund zu verbieten? Oder braucht das Kind Wohlwollen, vorsichtiges Nachfragen und Geduld? Sie können eine solche liebevolle Einstellung vielleicht leichter einnehmen, wenn Sie sich wirklich vorstellen, dass sie es mit einem (inneren) Kind zu tun haben, das jetzt gerade wütend, traurig oder voller Lebenslust ist. Neben unserer erwachsenen Seite und ihren Gefühlen gibt es in uns schließlich auch eine kindliche Seite. Und wenn wir starke Gefühle fühlen, sind diese oft auch kindlich. Diese Gefühle aber haben eine Bedeutung, d. h. sie sind wie Aussagen über uns selbst oder eine Situation. Wer z. B. in bestimmten Situationen immer wieder wütend wird, kann sich fragen, was diese Wut für ihn bedeuten mag. Was genau macht mich da wütend? Was hat das mit mir zu tun? Was mit der Situation? Wie will ich mit meinen Gefühlen und solchen Situationen in Zukunft umgehen?

> **Übung**
>
> Mit Hilfe dieser Übung können Sie lernen, auch unangenehme Gefühle bewusst wahrzunehmen und bisher versteckte Gefühle zu entdecken. Dadurch lernen Sie sich selbst nicht nur besser kennen, oft werden Sie auch die Beobachtung machen, dass Gefühle wie Schmerz oder Angst langsam abklingen, wenn man sie bewusst wahrnimmt.
> Setzen Sie sich entspannt auf einen bequemen Stuhl oder Sessel. Schließen Sie Ihre Augen und atmen Sie einige Male tief ein und aus. Lassen Sie dann Ihren Atem ganz entspannt fließen und seien Sie einfach offen für die Gefühle und Körperwahrnehmungen, die in Ihnen auftauchen. Wenn Ihnen Gedanken kommen, lassen Sie diese einfach weiterziehen und richten Sie Ihre Aufmerksamkeit auf Ihren Körper und Ihre Gefühle. Lassen Sie sich Zeit und beobachten Sie, was in Ihnen auftaucht. Wenn Sie genug Zeit mitbringen, wird es in Ihnen nach und nach ruhiger werden. Sie können die Übung aber auch nach einer Weile abbrechen und wieder in den Alltag zurückkehren. Wenn Sie diese Übung öfter, am besten regelmäßig, machen, lernen Sie sich nach und nach besser kennen und können freier mit Ihren Gefühlen umgehen.

4.2 Machen Sie neue Erfahrungen!

Wenn Sie sich auf diesen Weg der Entdeckung verborgener Gefühle und Bedürfnisse machen, werden Sie sich auch nach und nach in bestimmten Situationen anders verhalten als bisher. Dann aber werden Sie auch neue Erfahrungen machen können. Diese neuen Erfahrungen wiederum werden Sie verändern und neue Möglichkeiten erschließen. Wenn Sie in dieser Weise aufmerksam sind und Ihren Alltag verändern, werden Sie wahrscheinlich immer lebendiger und zugleich innerlich ruhiger. Außerdem werden Sie freier. Gefühle und Bedürfnisse, die wir nicht wahrnehmen oder die uns wenigstens nicht klar vor Augen stehen, bestimmen uns nämlich oft hinterrücks, ohne dass wir uns dessen bewusst sind.

> **Beispiel**
>
> Frau Mauer leidet unter starker Eifersucht: Immer wieder glaubt sie bei ihrem Mann Anzeichen für Untreue zu bemerken. Immer wieder kann sie dem Drang nicht widerstehen, sein Smartphone zu durchsuchen. Dass sie bisher nichts gefunden hat, beruhigt sie nicht. Schließlich kann man ja nie genau wissen, ob er eine mögliche Untreue nicht besonders geschickt versteckt. Und wenn er eine Affäre mit einer Kollegin hätte, mit der er sich einfach nach der Arbeit oder in der Mittagspause trifft? In einer Reihe von Gesprächen wird Frau Mauer klar, dass sie unter Verlustängsten leidet. Und es wird deutlich, dass diese Ängste mit dem frühen Tod ihrer Mutter zu tun haben. Irgendwie hat sie diese Ängste immer gespürt. Nur hat sie sie nie bewusst an sich herangelassen. Stattdessen hat sie – von Ängsten getrieben – bei ihrem jeweiligen Partner Sicherheit gesucht und doch immer Angst gehabt, ihn zu verlieren.

Anstatt sich im Außen auf die vergebliche Suche nach einem definitiven Treuebeweis zu machen, war Frau Mauer nun bereit, den Blickwinkel zu ändern. Sie war bereit, sich innerlich gleichsam umzudrehen und das Gefühl anzuschauen, das bisher halbbewusst in ihren Partnerschaften Regie geführt hatte: ihre Verlustangst. Dieser ehrliche Blick auf sich selbst machte es ihr möglich, bewusst neue Schritte zu unternehmen, etwa die Überwachung des Handys ihres Partners einzustellen … Stattdessen wurden all die Wünsche und Bedürfnisse wahrnehmbar, die sie neben der Angst und Eifersucht auch noch spürte. Dazu gehörte unter anderem das Bedürfnis nach Geborgenheit. Nach und nach traute sie sich, die oft unbewusst gespielte Rolle, die den Partner binden sollte, aufzugeben. Anstatt immer lieb und nett zu sein – wenn sie nicht gerade eifersüchtig war –, konnte sie nun auch fordernd auftreten und ihre eigenen Interessen durchsetzen, ohne allzu große Angst, den Partner zu verlieren. Ähnliche Zusammenhänge finden sich nicht nur in der Partnerschaft, sondern auch in anderen Lebensbereichen, in denen wir unsere eigentlichen Gefühle und Bedürfnisse vermeiden und eine schützende Maske anlegen. Dadurch aber leben wir ein Leben, das nicht authentisch ist.

> **Übung**
>
> In vielen Lebensbereichen schalten wir gleichsam auf Autopilot: Routiniert reagieren wir auf eine bestimmte Situation in einer bestimmten Weise. Dabei trauen wir uns nicht, die Gefühle dahinter wahrzunehmen. Wenn Sie bewusster und freier mit solchen Situationen umgehen wollen, möchte ich Sie zu einem Experiment einladen:
>
> 1. Suchen Sie sich eine typische Situation aus, in der Sie immer quasi automatisch auf die gleiche Weise reagieren.
> 2. Jetzt schließen Sie die Augen und stellen Sie sich diese Situation so lebendig wie möglich vor. Was fühlen Sie jetzt? Lassen Sie sich Zeit und lassen Sie sich überraschen.
> 3. Stellen Sie sich jetzt vor, Sie tun dieses Mal einfach nichts. Das heißt, Sie stellen den Autopiloten ab und fühlen einfach. Was spüren Sie dann? Lassen Sie sich Zeit … Wenn die Gefühle schwächer und ruhiger werden, fragen Sie sich, wie will ich jetzt handeln? Will ich überhaupt noch handeln?
>
> Wenn Sie diese Übung immer wieder machen, werden Sie bemerken, dass Sie sich anders fühlen und anders handeln werden. Vor allem aber lernen Sie sich besser kennen.

4.3 Selbstliebe entwickeln

Vielleicht geht es Ihnen wie vielen anderen Menschen: Vielen scheint der Weg, die eigenen Bedürfnisse und Gefühle mehr als bisher wahrzunehmen, erst einmal fremd und nicht besonders attraktiv zu sein. Das liegt zum Teil an mangelnder Übung. Zum Teil liegt es aber auch daran, dass wir dabei viele bisherige Sicherheiten und Überzeugungen in Frage stellen und unangenehmen Gefühlen und Erinnerungen begegnen. Letztlich aber führt dieser Weg zu mehr Freiheit und Lebendigkeit. Vor allem aber bedeutet er, dass wir uns selbst, unsere Gefühle und Bedürfnisse ernst nehmen. Man könnte auch sagen, wir schließen Freundschaft mit uns selbst. Das heißt, wir betrachten und behandeln uns selbst grundsätzlich wohlwollend.

Das bedeutet nicht, dass wir alles gutheißen müssen, was wir an uns beobachten. Es kann ja durchaus sein, dass ich an mir Gefühle oder Bedürfnisse wahrnehme, denen ich nicht folgen will. Aber ich muss diese Gefühle und Bedürfnisse nicht verdammen, sondern kann Ihnen mit Wohlwollen begegnen. Und besonders wichtig: Sie stellen das grundsätzliche „Ja" zu mir selbst nicht in Frage.

> **Beispiel**
>
> Herr Friedrich kommt auf Drängen seiner neuen Freundin in die Beratung. Im Gespräch zeigt sich, dass er sich immer wieder mit Hilfe von Alkohol „abschießt", wenn ihm der Alltagsstress zu groß wird. Wenn er nüchtern ist, schwankt er dazwischen, sein Verhalten für normal zu halten und einem Gefühl von Scham und Selbstablehnung. In der Therapie wird ihm klar, dass hinter seinem Konsum von Suchtmitteln eine Seite von ihm steckt, die sehr empfindsam, schüchtern und unsicher ist. Wenn ihm die Welt zu sehr „auf die Pelle" rückt oder die Arbeit zu stressig wird, dann dämpft er sich einfach runter. Insofern stellt sein Konsum von Suchtmitteln eine vollkommen verständliche Strategie dar, mit seinem Alltag klarzukommen. Allerdings betäubt und unterdrückt er damit eine wichtige Seite von sich selbst, nämlich diejenige, die empfindsam ist und sich unter anderen Menschen unsicher fühlt.

Für Herrn Friedrich liegt es nahe, sich selbst zu verurteilen: „Was bin ich nur für ein Säufer! Und was bin ich nur für ein Jammerlappen, dass ich den Stress auf der Arbeit nicht aushalte und ihn im Alkohol ertränke!" Wenn Herr Friedrich sich so sieht, lehnt er sich selbst ab.

Wie sähe ein wohlwollender Blick aus? Wenn Herr Friedrich sich freundlich betrachten würde, könnte er das Trinken vielleicht als nachvollziehbare Strategie der Stressbewältigung sehen und möglicherweise sogar würdigen.

Schließlich hat diese Strategie eine ganze Weile funktioniert, auch wenn sie natürlich erhebliche Nachteile hat. Vor allem aber würde Herr Friedrich auch seine empfindsame und schüchterne Seite freundlich betrachten und neue Wege finden sie zu schützen. Ja, möglicherweise braucht diese Seite ja einen Platz in seinem Leben?

Zu sich selbst „Ja" zu sagen, hat eine ganze Reihe von Vorteilen:

- Eine wohlwollende Einstellung zu mir selbst erleichtert es mir, mich selbst wirklich wahrzunehmen. Wenn ich mich für meine Gefühle, Bedürfnisse und Handlungsweisen nicht verurteile, kann ich es mir eher erlauben, sie zu spüren.
- Diese liebevolle Haltung ermöglicht außerdem eine realistische Sicht auf die eigenen Fähigkeiten und Möglichkeiten: Weder bin ich so großartig, wie ich mich vielleicht erträumt habe, noch so klein, wie ich in den dunkleren Stunden befürchte.
- Das aber bedeutet: Weder muss ich unbedingt nach den Sternen greifen, noch muss ich mich klein machen und mein Licht unter den Scheffel stellen.
- Die verschiedenen Formen von Perfektionismus, die viele von uns quälen, fallen in dem Maße von uns ab, indem wir es uns erlauben, uns selbst anzunehmen und zu lieben, wie wir sind.

Selbstliebe ist aber auch ein wirksames Gegenmittel gegen die Angst, die unseren Alltag oft bestimmt: Wer sich selbst liebt, braucht sein Leben nicht mehr so angestrengt vor allen Gefahren zu sichern. Zwar wird er oder sie vielleicht noch um seine Gesundheit und um seine ökonomische Sicherheit fürchten. Aber all das, was zur Erhaltung des eigenen Status, des eigenen Erfolgs oder des Selbstwerts nötig ist, ist nicht mehr so wichtig. Denn wenn wir uns selbst lieben, hören wir langsam auf, uns durch die Augen der anderen Leute zu sehen. Deren Wertschätzung verliert an Bedeutung, weil unser Selbstwert weniger am Applaus der anderen hängt (Abschn. 11.1.1).

> **Übung**
>
> Mit Hilfe dieser Übung können Sie Ihre Selbstannahme stärken und ein wenig erkunden, wie das ist, wenn der Druck von Ihnen abfällt, sich den eigenen Wert erst beweisen und verdienen zu müssen.
>
> Setzen Sie sich bequem hin und schließen Sie die Augen. Atmen Sie ein paarmal tief ein und aus und lassen Sie dann Ihren Atem ganz von selber fließen. Und dann stellen Sie sich die Frage: Was wäre, wenn ich mich selbst mehr als bisher annehmen könnte? Lassen Sie die Einfälle, Bilder, Gefühle fließen, die sich jetzt vielleicht einstellen.

4.4 Destruktive Selbstkritik überwinden

Sind Sie eigentlich im Großen und Ganzen einverstanden und zufrieden mit sich, auch wenn Sie vielleicht da und dort Verbesserungsmöglichkeiten sehen? Oder gehören Sie zu den Menschen, die sich heftig selbst kritisieren? Wenn das so ist, haben Sie vielleicht einen stark ausgeprägten inneren Kritiker. Anstatt zu leben, wie sie leben wollen, werden Sie dann wahrscheinlich so einiges unternehmen, um in den Augen des inneren Kritikers bestehen zu können. In diesem Kapitel können Sie sich mit diesem Kritiker auseinandersetzen – und vielleicht üben, ihm weniger Einfluss auf Ihr Leben einzuräumen, damit Sie freier werden von seinen Forderungen und damit selbstbestimmter leben können.

4.4.1 Den inneren Kritiker erkennen

Wir alle tragen in uns eine Stimme, die uns sagt, wie wir sein müssen, um mit uns zufrieden sein zu können. Bei vielen Menschen ist diese Stimme aber geradezu destruktiv. Und sie macht sich unter Umständen in allen Lebensbereichen bemerkbar. Was sollten wir nicht alles – und schaffen es doch nicht? Wir sollten schlanker sein und fleißiger, mehr Sport machen und uns besser ernähren. Wir müssten schon lange einmal die Wohnung gründlich putzen und die Steuererklärung ist auch noch nicht fertig. Wahrscheinlich hat mein Nachbar ein schöneres Haus oder besser erzogene Kinder als ich. Und was ist mit den Freunden, die ich schon so lange vernachlässige?

> **Experiment**
>
> Wie viele „Solls" Sie in Ihrem Alltag mit sich herumtragen, können Sie sich klar machen, indem Sie einfach mal eine Liste machen: Was müsste ich eigentlich alles tun bzw. getan haben? Nehmen Sie sich dafür ruhig ein paar Tage Zeit und schreiben Sie alle Punkte auf, die Ihnen einfallen. Notieren Sie dabei auch, wie Sie sich dabei fühlen.
>
> 1. Wie dringend sind all die Aufgaben, Ziele und To-do's, die Sie notiert haben?
> 2. Können Sie auch gut leben, wenn sie vieles auf dieser Liste immer wieder verschieben und manches vielleicht nie realisiert wird. Oder setzt sie das alles sehr unter Druck?
> 3. Was würden Sie von sich selbst denken, wenn der ein oder andere Punkt vielleicht nie umgesetzt wird? Was würden Sie von anderen denken, wenn sie eine ähnliche Aufgabenliste nicht bewältigen würden?

> Vielleicht ist Ihre Liste sehr kurz. Das hat den Vorteil, dass Sie ziemlich frei entscheiden können, was Sie aus freien Stücken so wichtig und schön finden, dass Sie sich damit beschäftigen wollen. Wenn diese Liste aber zu lang ist, können Sie sich fragen, ob Sie zu allen Aufgaben wirklich stehen können. Ist wirklich alles notwendig, was auf dieser Liste steht? Könnten Sie nicht manches, was da steht, anderen überlassen? Ist Ihre Aufgabenliste überhaupt realistisch? Wie viel Zeit bräuchten Sie für all die Aufgaben, die da stehen?

4.4.2 Ist Ihr innerer Kritiker ein Sadist?

Der innere Kritiker vieler Menschen zeigt sich als brutal und heimtückisch: Er geht oft weit über die Regeln und Ideale hinaus, die wir von Eltern und anderen Autoritätspersonen übernommen haben. Er nämlich verhält sich in vielen Menschen nicht nur wie ein strenger Richter, der bestimmte klar formulierte Gesetze anwendet. Er kann sich auch wie eine Art Sadist verhalten, der immer etwas zu bemängeln findet, egal wie man lebt.

Dabei scheut er manchmal auch nicht davor zurück, sich selbst zu widersprechen. Fährt man z. B. vier Wochen in den Urlaub, dann macht er einen auf all die Arbeit aufmerksam, die inzwischen liegen bleibt. Bleibt man zuhause, um endlich mal etwas weg zu schaffen, erklärt er kurzerhand: „Eigentlich solltest Du Dich schon lange mal wieder erholen und Spaß haben. Wann hast Du denn das letzte Mal so richtig Ferien gemacht? Was ist los mit Dir, dass Du das nicht auf die Reihe bekommst? Denke an den Kollegen, der jedes Jahr an Weihnachten nach Thailand fährt … Aber klar, das kannst Du Dir nicht leisten, weil Du ja zu feige bist, um nach einer Gehaltserhöhung zu fragen." Mir kommt es oft vor, als ob diese kritische Instanz in uns ein Eigenleben führte. Es wirkt, als ob der innere Kritiker alles versuchte, unsere Selbstablehnung und unsere Angst vor der Zurückweisung durch andere nach Kräften zu stärken. Dabei findet er immer neue Regeln, Ziele und Ideale, an denen man sich messen lassen muss.

> **Fragen**
> Die folgenden Fragen zielen nicht nur darauf, wie streng Ihr innerer Kritiker ist. Es geht auch darum, ob er sich selbst widerspricht.
> 1) Kennen Sie Situationen, in denen Sie es gar nicht richtig machen können? In denen alles falsch ist, egal, was Sie tun?
> 2) Können Sie sich ein Leben vorstellen, in dem Sie wirklich einverstanden mit sich selbst sein können? Was müssen Sie dafür tun? Wie realistisch ist das?
> 3) Kennen Sie andere Menschen, die weniger hart mit sich selbst ins Gericht gehen als Sie? Wie wäre es, wenn Sie mit sich selbst auch freundlicher umgehen würden?

> 4) Wenn Sie Ihre besten Freunde fragen würden, wie würde deren Urteil über Ihr Leben ausfallen? Wäre das „gnädiger" als Ihr eigenes?
> 5) Wie beurteilen Sie die anderen? Sind Sie ähnlich hart im Urteil über andere wie über sich? Wenn Sie andere freundlicher betrachten als sich selbst, warum ist das so? Wieso müssen Sie besser sein als andere?

Nicht alle Menschen gehen mit einem starken inneren Kritiker durch das Leben. Viele Menschen scheinen zunächst einmal ganz zufrieden mit sich selbst zu sein. Aber auch bei Ihnen finden sich zumindest einige einschränkende Regeln, die sie meist von ihren Eltern und anderen Autoritätspersonen – oder aus dem eigenen Umfeld – übernommen haben. Solche Regeln und Ideale in Frage zu stellen, kann unerlässlich sein, wenn man ein freies, authentisches und selbstbestimmtes Leben führen will.

4.4.3 Lebensregeln erkennen

Das heißt nicht, dass man nun in Zukunft völlig egoistisch oder gar unmoralisch leben müsste. Es geht eher darum, die erlernten Lebensregeln zu erkennen. Danach kann man sie ersetzen durch eine Lebensweise, die man selbst gutheißen kann – unabhängig von einer erlernten, also bloß übernommenen Moral. Wer z. B. in seiner Kindheit gelernt hat, dass ein ordentlicher Mann seine Familie im Alleingang zu ernähren hat, könnte diese Regel durch eine andere Auffassung ersetzen. Zum Beispiel könnte er sich sagen, dass er sich auch gut um seine Familie kümmert, wenn er weniger arbeitet und sich dafür an der Hausarbeit und der Erziehung der Kinder beteiligt. Ähnlich könnte es einer Frau gehen, die meint, unbedingt berufstätig sein zu müssen. Schließlich gehört sich das für eine emanzipierte Frau so. Es gibt aber auch Frauen, deren innere Kritikerin es nie erlauben würde, die Kinderbetreuung ihrem Mann zu überlassen, um sich ihrem Beruf widmen zu können. In beiden Fällen sei die Frage erlaubt, ob die kritische innere Stimme wirklich recht hat. Dasselbe gilt auch für die vielen Menschen, die gelernt haben, dass man hart arbeiten muss, und zwar auch dann noch, wenn man weit mehr verdient, als man eigentlich braucht.

In all diesen Fällen geht es letztlich darum, einer Regel oder einer Norm zu genügen, um richtig zu sein und sich als wertvoller Mensch empfinden zu können. Dem liegt der Glaube zugrunde, dass wir uns unseren Wert erst verdienen müssen. Was aber wäre, wenn wir uns selbst lieben könnten, ganz unabhängig von unserer Leistung oder davon, ob wir irgendeiner Norm genügen? Was wäre, wenn es einfach mal gut wäre …

4.4.4 Rechnen Sie mit Nebenwirkungen!

Wenn Sie sich von Ihrem inneren Kritiker ein Stück emanzipieren, dann kann das unerwartete Nebenwirkungen haben. Viele meiner Klienten fürchten solche Nebenwirkungen. Wenn ich mich nicht mehr antreibe und kritisiere, dann höre ich vielleicht mit meiner Karriere auf und bin weniger erfolgreich. Am Ende tue ich gar nichts mehr. So oder so ähnlich denken viele meiner Gesprächspartner. Nun, nach meiner Erfahrung kann es schon sein, dass ein Mehr an Selbstannahme eine Karriere beendet. Das ist nämlich dann der Fall, wenn diese Karriere nur einem Ziel diente: den eigenen und den fremden Erwartungen zu genügen und damit zu beweisen, dass ich ein guter und wertvoller Mensch bin. In dem Maße, in dem ich mich selbst annehme, kann ich all das aufgeben, was früher als Beweis meines Wertes dienen sollte. Alle ehrgeizigen Aktivitäten kann ich dann fallen lassen. Dasselbe gilt auch für all die moralisch wertvollen Handlungen, die man vor allem deswegen unternimmt, um sich selbst und anderen zu zeigen, wie moralisch gut man ist. Ähnlich kann es einem gehen mit Zielen, die man nur verfolgt, weil sie die eigene Angst beruhigen sollen. Auch sie verlieren vielleicht ihren Sinn, wenn man die betreffenden Ängste erkennt und in liebevoller Weise anders mit ihnen umzugehen lernt.

Wenn jemand aber Freude an seiner Tätigkeit hat, wenn er hinter seinen beruflichen Aufgaben wirklich stehen kann, oder wenn er einfach gerne aufwändig lebt und viel Geld ausgibt, dann ändert ein Mehr an Selbstannahme äußerlich wenig am bisher eingeschlagenen Lebensweg. Die Frage ist also, was ich glaube: Brauche ich einen inneren Antreiber, um überleben, ja um gut leben zu können? Oder stecken in mir so viel Neugier und Lebendigkeit, dass ich immer etwas finden werde, das mich wirklich interessiert und das mir wirklich wichtig ist? Und wenn die eigenen Interessen nicht zum Geldverdienen taugen, kann ich dann im Notfall nicht auch einfach ohne Ehrgeiz mein Geld verdienen, einfach weil ich Geld brauche?

4.4.5 Hintergründe: Mehr zum inneren Kritiker

Die Freiheit, die eintritt, wenn man dem inneren Kritiker nicht mehr folgt, kann aber auch aus einem anderen Grund als gefährlich erlebt werden: Würden wir nicht ganz unmoralisch handeln, wenn uns der innere Kritiker bzw. die Stimme unseres Gewissens nicht immer davon abhielte? Diese Befürchtung setzt voraus, dass es allein die von außen übernommene Stimme unseres inneren Kritikers ist, die uns daran hindert, egoistisch und unmoralisch zu handeln. Das halte ich aus zwei Gründen für falsch: Erstens kann es passieren, dass uns unser innerer Kritiker zu sinnlosen, ja sogar schädlichen Handlungen antreibt. So spreche ich immer wieder mit Menschen, die vor lauter Arbeit körperlich erkranken und gleichzeitig die Stabilität ihrer Ehe und Familie gefährden. Und doch haben sie ein schlechtes Gewissen, wenn sie sich einmal ausruhen oder Zeit mit ihren Kindern oder ihrem Partner verbringen. Wir können uns also auf unseren Kritiker nicht kritiklos verlassen. Statt also blind den erlernten Regeln zu folgen, die uns unser innerer Kritiker vorhält, kommt es im Gegenteil darauf an, selbst ein Gefühl dafür zu entwickeln, was stimmt und was nicht. Dazu aber müssen wir verbunden sein mit uns selbst und der Welt um uns herum (Kap. 6, 7, 8). Wenn wir z. B. mit einem Menschen wirklich verbunden sind, dann wollen wir das Wohl dieses Menschen. Und wenn uns eine Sache oder auch die Realisierung eines Ziels, wirklich am Herzen liegt, dann brauchen wir auch keine kritische Stimme, die uns ermahnt. Man kann es auch anders sagen: Wenn wir wirklich offen sind für eine Situation, in der wir leben, und nicht gefangen sind in unseren eigenen Bedürfnissen und Interpretationen der Welt, dann haben wir ein gutes Gespür dafür, wie wir handeln müssten. Und dann sehen wir auch die Verantwortung, die wir für diese Situation haben (Abschn. 8.2.6). Es scheint also weitaus sinnvoller zu sein, berührbar und offen zu werden für die Welt um uns herum, als auf unseren inneren Kritiker bzw. unser Über-Ich zu hören. Wenn wir das tun, dann werden wir auch flexibler: Statt festen Idealen oder starren Regeln zu folgen, fragen wir uns dann: Was ist hier und jetzt gut und sinnvoll – für mich wie für andere. Wir entscheiden selbstbestimmter und authentischer.

4.5 Für sich einstehen

Wer sich von seinem inneren Kritiker unabhängiger macht und sich selbst liebt, der kommt um eines nicht herum: nämlich für sich und das, was ihm am Herzen liegt, auch einzustehen. Zur Selbstliebe gehört eben auch die Fähigkeit der Selbstbehauptung oder die Fähigkeit, klar und eindeutig für die eigenen Bedürfnisse, Interessen und Überzeugungen einzutreten. Können Sie z. B. Ihren Bedürfnissen folgen, wenn Sie es immer allen recht machen müssen? Können Sie auch Ihren eigenen Überzeugungen entsprechend leben, wenn Sie die dadurch entstehenden Konflikte vermeiden?

> **Beispiel**
>
> Herr Maier arbeitet zusammen mit seinem älteren Bruder im Betrieb seines Vaters. Dieser macht keinerlei Anstalten seinen Söhnen irgendwelche Kompetenzen zu übertragen. Alles entscheidet er allein. Während der ältere Bruder sich öfter mit seinem Vater streitet, verhält Herr Maier sich ruhig. Widerstandslos lässt er auch kleine Entscheidungen, die er gefällt hat, durch den Vater wieder korrigieren. Seine eigenen Ideen und Fähigkeiten finden in seiner Arbeit keinen Ausdruck. Im Laufe der Zeit wird Herr Maier immer resignierter.

In der Familie von Herrn Maier wird Harmonie als hoher Wert angesehen. Kritik oder Streit wird vom Vater autoritär abgebügelt. Die Mutter hingegen reagiert ängstlich, wenn es doch einmal zum Streit kommt. Man kann vermuten, dass die Mutter von Herrn Maier zu den Frauen gehört, denen man beigebracht hat, die eigenen Interessen völlig für das Wohl der Familie zurückzustellen.

4.5.1 Harmonie um jeden Preis?

Das kann in extremen Fällen zu einer Selbstlosigkeit führen, die geradezu lebensfeindlich ist. Im Märchen „Sterntaler" wird eine solche Haltung beschrieben (Grimms Märchen). Ein armes Mädchen, das selbst nicht genug zum Leben hat, gibt auch das Wenige, das ihm bleibt, für andere aus der Hand – und wird am Schluss belohnt. In einer solchen Sicht soll eigentlich überall Selbstlosigkeit, Liebe, und Harmonie herrschen. Über eine solche Haltung sagt der Philosoph Friedrich Schelling sehr klar: Es sei völlig unrealistisch, dass überall „lauter Sanftmuth und Güte" herrsche (Schelling 1997, S. 587). Was Schelling meint, zeigt sich schon auf einer ganz fundamentalen Ebene im Streben nach Selbsterhaltung: Ohne dass unser Körper dauernd Bakterien vernichtete, wären wir nicht mehr am Leben. Ohne dass wir wenigstens Pflanzen zerstören, hätten wir weder Essen, noch Kleider, noch ein Dach über dem Kopf. Und jedes Mal, wenn wir ein Stück der Welt für uns behaupten, ob es sich dabei um einen Platz in einem Restaurant, eine Wohnung oder um einen bestimmten Arbeitsplatz handelt, schließen wir andere von diesem Stück Welt aus. Ohne Selbstbehauptung wären wir also keinen Moment lebensfähig.

Herr Maier nun hat eigentlich nur eine Wahl: Er kann sich fügen und etwas müde und resigniert weitermachen wie bisher. Oder er kann rebellieren bzw. die Firma verlassen. Beides wäre ein Bruch mit der von der Familie geforderten Familienharmonie.

> **Fragen**
>
> Die folgenden Fragen können Sie dabei unterstützen, etwas über Ihre Fähigkeit der Selbstbehauptung herauszufinden.
>
> 1. Treten Sie für Ihre Interessen ein oder lassen Sie sich ständig die Butter vom Brot nehmen?
> 2. Wie geht es Ihnen in Auseinandersetzungen und Konflikten? Machen sie Ihnen Angst oder genießen Sie sie gar?
> 3. In welchen Bereichen geraten Sie vielleicht öfter in Streit mit anderen? Worum geht es dabei?
> 4. Wie geht es Ihnen nach einem Streit? Machen Sie sich z. B. Vorwürfe oder überlegen Sie lange, ob Sie nicht etwas Falsches gesagt haben?
> 5. Können Sie sich auch wieder versöhnen? Kompromisse machen?
> 6. Wie fühlt es sich an, wenn jemand voller Wut und Aggression auf Sie zukommt? Können Sie dem etwas entgegensetzen?

Natürlich kann man es mit dem Streiten und Eintreten für sich selbst auch übertreiben. Wer immer nur seine Interessen durchsetzt, handelt rücksichtslos. Außerdem lohnt es sich nicht immer, für etwas zu kämpfen. Und wer nach einem Streit nicht auch wieder einlenken kann, der wird kaum eine gelingende Freundschaft oder Partnerschaft führen können.

4.5.2 Ohne Selbstbehauptung geht es nicht

Überhaupt ist Selbstbehauptung kein Selbstzweck. Es geht im Gegenteil darum, die Fähigkeit, für sich einzutreten, gezielt und sinnvoll einzusetzen. Schelling macht das ganz klar: Die Seite in uns, die uns zur Selbstbehauptung drängt – er nennt sie Eigenwille – ist letztlich eine Voraussetzung dafür, ein gutes Leben mit anderen Menschen zu führen. Nur wer nämlich in der Lage ist, sich etwas so zu eigen zu machen, dass er es auch gegen Widerstände durchführen kann, kann im Zusammenleben mit anderen seinen Platz auszufüllen. Das liebevollste Ziel müssen wir uns ja ganz persönlich zu eigen machen und gegen Widerstände verfolgen. Nehmen wir z. B. an, Sie erkennen, dass es Ihren Fähigkeiten und ihrem Charakter entspricht, als Pfleger oder als Lehrerin zu arbeiten. In beiden Fällen brauchen Sie die Kraft, diesen Entschluss im Alltag durchzuhalten, möglicherweise auch gegen eigene widerstrebende Tendenzen und Bedürfnisse. Sie verfolgen dieses Ziel und nicht irgendein anderes, auf das sie dann möglicherweise verzichten müssen. Sie sagen also nicht nur Ja, sondern auch Nein.

Ohne die Fähigkeit, Nein zu sagen, wäre aber auch unser Zusammenleben mit anderen Menschen keine Liebe: Wenn wir eine Beziehung nicht verweigern können, dann sind wir in der Beziehung auch nicht frei. Eine unfreiwillige Verbindung aber ist keine Liebe. Unsere Fähigkeit zu anderen „Nein" zu sagen – und zu uns und unseren Belangen „Ja" – ist also unverzichtbar, wenn wir uns nicht völlig verlieren und zu willenlosen Marionetten der anderen werden wollen. Sie ist also auch Voraussetzung dafür, die zu werden, die wir eigentlich sind.

4.6 Versöhnen Sie sich mit Ihrer Vergangenheit

Wie schauen Sie auf Ihr bisheriges Leben? Sind Sie damit zufrieden? Oder erscheint es Ihnen wie eine Ansammlung von Ungerechtigkeiten oder Niederlagen? Wären Sie Ihre Vergangenheit am liebsten los oder können Sie mit Ihr etwas anfangen?

4.6.1 Der Blick zurück – Bitterkeit vermeiden

Der Weg zu einem selbstbestimmten und authentischen Leben beinhaltet oft eine Auseinandersetzung mit der eigenen Vergangenheit. Das gilt vor allem dann, wenn diese Vergangenheit uns in der ein oder anderen Weise daran hindert, heute selbstbestimmt und authentisch zu leben. Und sehr oft geht diese Auseinandersetzung nicht ohne Gefühle von Wut und Zorn ab, die es einem erst ermöglichen, die persönliche Freiheit wirklich zu spüren und zu verwirklichen. Diese Auseinandersetzung ist allerdings nicht ohne Risiko. Je nachdem, wie wir zurückschauen, kann der Blick zurück auch zu Bitterkeit führen:

> **Beispiel**
>
> Frau Bach wirkt auf den ersten Blick humorvoll und freundlich. Als sie aber beginnt, über ihr Leben zu reden, wird ihr Gesicht hart und bitter: An ihrem Vater und ihren beiden Schwestern lässt sie kein gutes Haar: Immer hätte ihr Vater ihr die beiden Schwestern vorgezogen. Dabei habe sie ihm zuliebe sogar denselben Beruf ergriffen. Die Schwestern hätten dagegen noch nie etwas geleistet. Sie seien echte Zicken, die sie auch noch um einen Großteil des Erbes gebracht hätten. Und ihr erster Mann, der sei ein rechter Schlappschwanz gewesen. Den Großteil des Geldes habe sie selbst verdienen müssen. In der letzten Therapie sei ihr das alles ganz klar geworden. Nur sei der Therapeut auch unfähig gewesen, ihr zu helfen. Und nun gebe es da diese Nachbarin, die immer … Und wissen Sie, was mein Chef neulich …

Ob Frau Bach die Welt nun übermäßig negativ sieht oder nicht, will ich dahingestellt sein lassen. In meiner Arbeit ist mir aber ein Punkt wichtig: Viele Menschen haben viel Unglück und schweres Unrecht erlebt. Manche von ihnen können das Schwere der Vergangenheit deswegen mit guten Gründen nicht verarbeiten. Leider bleibt auf der anderen Seite auch richtig, dass der Weg in die Zukunft schwieriger wird, wenn man voll Bitterkeit zurückschaut oder zurückschauen muss. Die Vergangenheit liegt dann lastend auf der Gegenwart und bestimmt auch den Weg nach vorne mit. Wer seine Vergangenheit nicht überwinden könne, so Schelling, der lebe beständig in ihr und habe keine wirkliche Zukunft (Schelling 1993, S. 11). Daher finden Sie in den nächsten Unterabschnitten Ideen und Haltungen, die es vielleicht möglich machen, versöhnlich auf die eigene Vergangenheit zu schauen.

4.6.2 Einen realistischen Blick gewinnen

Beim Blick zurück geht es nicht darum, sich eine schöne Vergangenheit zu erfinden. Es geht aber wohl darum, nicht zu lange oder zu einseitig auf die schweren Seiten seines Lebens zu blicken. Möglicherweise sieht man dann nämlich nur einen Teil der Wirklichkeit. Ein umfassendes und realistisches Bild des eigenen Lebens würde also möglicherweise nicht nur die Verletzungen, sondern auch das Gute thematisieren: Vielleicht hatte der Vater von Frau Bach auch seine guten Seiten. Und vielleicht wurden diese Seiten auch manchmal spürbar. Vielleicht war da neben Schatten auch Licht, ja sogar Grund für Dankbarkeit. Diese andere, gute Seite zu sehen, kann Teil eines Weges zur Versöhnung sein, der manchmal, aber sicher nicht immer möglich ist.

Ein anderer Aspekt von Versöhnung kann sein, die anderen nicht nur aus der eigenen, sondern auch aus ihrer Perspektive zu betrachten. Man könnte auch sagen, es geht darum, die eigenen Eltern als Menschen zu sehen, die – wie wir alle – nicht perfekt sein konnten. Wie viel Wärme konnte eine Witwe mit vier Kindern geben, die ihren Mann im Krieg verloren hat? Wie viel dessen, was in der eigenen Kindheit vielleicht schwer war, entstand gerade aus dem Wunsch der Eltern, ihre Aufgabe gut zu bewältigen? Was ist Folge gut gemeinter Ideale, denen die Eltern folgten? Was ist Folge materieller oder emotionaler Not? Wo waren die Eltern selbst blockiert? Was haben sie wohl als Kinder erlebt? Wer so fragt, der muss seine eigenen Gefühle und Wut und Trauer nicht verleugnen. Nein, erst wenn er oder sie diese Gefühle liebevoll betrachtet, entsteht – vielleicht – eine innere Weite, die groß genug ist, auch den anderen liebevoll zu sehen. Dann können möglicherweise all die Vorwürfe und die Bitterkeit fallen gelassen werden, die manche Menschen bis ins hohe Alter hinein nicht loslassen wollen oder nicht loslassen können. Und dann kehrt vielleicht ein Stück innerer Friede und Weite ein, aus dem heraus das eigene Leben freier gelebt werden kann.

> **Übung**
>
> Die folgenden kleinen Übungen zielen auf Möglichkeiten, sich mit der Vergangenheit ein wenig zu versöhnen. Dabei gehe ich von einer Beobachtung aus: Vorstellungen sind wirksam. Das gilt unabhängig davon, ob wir diese Vorstellungen für real bzw. realistisch halten oder nicht. Wenn ich an eine Marzipantorte denke, läuft mir das Wasser im Mund zusammen, ob sie nun vor mir steht oder nicht. Wir können uns also eine Vergangenheit vorstellen, die in vielem anders war als die Vergangenheit, die wir tatsächlich hatten. Genauso gut können wir uns auch eine Zukunft vorstellen, die in vielem anders ist als unsere Gegenwart. Und wir können uns fragen, wie es wohl wäre, wenn wir uns in Richtung dieser Zukunft auf den Weg machen. Kurz gesagt: Wir können unsere Phantasie nutzen, um uns teilweise von den Gespenstern unserer Vergangenheit zu befreien und freier zu werden für eine neue Zukunft. Dabei geht es nicht darum, die Vergangenheit zu verändern und sich selbst in die Tasche zu lügen. Es geht nur darum, freier zu werden von dem, was war.
>
> Lesen Sie zunächst die beiden Übungen, die Sie unten finden, durch und wählen sie eine von beiden aus. Dann setzen Sie sich bequem hin, atmen sie einige Male tief ein und aus. Lassen Sie dann den Atem eine Weile ganz von selbst fließen und lassen Sie es ruhig in sich werden.
>
> Dann öffnen Sie die Augen wieder und lesen Sie die von Ihnen ausgewählte Übung ganz langsam durch. Nehmen Sie sich Zeit. Wenn es für Sie passt, schließen Sie Ihre Augen und bleiben Sie bei den Bildern, Gedanken und Gefühlen, die sich vielleicht einstellen.
>
> 1. Was wäre, wenn Sie Eltern gehabt hätten, die so gewesen wären, wie es gut für Sie gewesen wäre? Welche Ausstrahlung hätten diese Eltern gehabt? Und welche Eigenschaften hätten sie ausgezeichnet? Lassen Sie einfach die Bilder, Gedanken und Gefühle zu, die jetzt vielleicht auftauchen. Vielleicht spüren Sie zunächst Schmerz oder Wut, weil sie anders waren, als Sie es gebraucht hätten. Lassen Sie diesen Gefühlen Raum – und bleiben Sie dabei. Irgendwann stellen sich auch andere Gefühle ein: Vielleicht ist da auf einmal Ruhe, Wärme, Geborgenheit – oder anderes … Kommen Sie irgendwann aus dieser Übung wieder zurück und schreiben Sie auf, was Sie erlebt haben.
> 2. Von welcher Zukunft können Sie träumen? Wie sähe diese Zukunft aus? Wie würden Sie sich fühlen? Was täten Sie dann? Lassen Sie Bilder, Gefühle und Gedanken auftauchen und gehen Sie diesen in Ruhe nach. Lassen Sie dabei alle Einwände einmal beiseite, die Sie sich selber machen und die Ihre Phantasie begrenzen könnten. Wenn Sie irgendwann soweit sind, öffnen Sie Ihre Augen und fragen Sie sich: Welche Ihrer Einstellungen und Gefühle müssten Sie für eine solche Zukunft loslassen? Welche Einstellungen wären dann stattdessen leitend? Was würden Sie gewinnen? Und was würden Sie verlieren?

4.7 Das Wichtigste zusammengefasst

Unser Leben ist sehr oft von unserer Familie und unserer Kindheit geprägt. Um authentisch und selbstbestimmt leben zu können, ist es unerlässlich, sich von dieser Prägung nach und nach zu befreien oder freier mit ihr umzugehen. Dazu gehört es vor allem, all die Gefühle und Bedürfnisse wahrzunehmen, die wir bisher nicht zu spüren gewagt haben. Wer seine Gefühle und Bedürfnisse bewusst wahrnimmt, wird neue Erfahrungen machen und sich in vielen Situationen anders und authentischer erleben. Wer sich allerdings auf den Weg macht, seine Gefühle und Bedürfnisse wahrzunehmen und anders zu leben, braucht dazu einen wohlwollenden Blick auf sich selbst. Wer sich selbst wohlwollend begegnet, ist auch eher in der Lage, von seinen bisherigen, teilweise unstimmigen Lebensregeln abzuweichen und der kritischen inneren Stimme zu begegnen, die unser Leben oft recht unnachgiebig kommentiert. Wer sich selbst annimmt, der wird auch lernen, mehr als bisher für sich einzustehen und Konflikte, die sich daraus ergeben, durchzufechten. Zum freien und konstruktiven Umgang mit der eigenen Vergangenheit gehört es schließlich auch, sich mit dieser soweit wie möglich auszusöhnen.

Literatur

Miller A (1983) Das Drama des begabten Kindes, 1. Aufl. Suhrkamp, Frankfurt am Main

Schelling F (1993) Die Weltalter Fragmente In den Urfassungen von 1811 und 1813. In: Schröter M (Hrsg) Schellings Werke, Nachlaßband, 4. Aufl. Beck'sche Verlagsbuchhandlung, München

Schelling F (1997) Die Weltalter Bruchstück (1813). In: Schröter M (Hrsg) Schellings Werke, Bd 4, 4. Aufl. Beck'sche Verlagsbuchhandlung, München

5

Innere Klarheit gewinnen

Inhaltsverzeichnis

5.1 Unser Gespür für das, was stimmt 59
5.2 Träume und innere Bilder 61
  5.2.1 Bilder als Quelle von Kraft 62
  5.2.2 Die eigene Art, in der Welt zu sein 63
5.3 Hintergründe: Inneres Wissen statt Über-Ich 64
5.4 Das Wichtigste zusammengefasst 65
Literatur 65

> Wenn Sie authentisch und selbstbestimmt leben wollen, dann brauchen Sie ein Gespür dafür, was für Sie in der gegenwärtigen Lebensphase stimmig ist. Und Sie brauchen Klarheit darüber, welche Entwicklungsschritte gerade möglich sind. In diesem Kapitel geht es darum, wie Sie Zugang zu dieser Klarheit finden können. Dabei gewinnen Sie unter Umständen auch Zugang zu neuen, für Sie stimmigen Möglichkeiten, Ihr Leben zu gestalten. Dabei konzentriere ich mich auf den Blick nach innen bzw. auf die eigene innere Stimme. Im nächsten Kapitel geht es dann darum, wie wir im Kontakt mit der Welt Orientierung gewinnen.

5.1 Unser Gespür für das, was stimmt

Wenn Sie ein Stück aus dem Alltag zurücktreten, werden Ihnen unter Umständen viele verschiedene Wünsche, Impulse und Bedürfnisse bewusst, die sonst im täglichen Allerlei untergehen. Soweit so gut. Möglicherweise taucht dann aber die Frage auf, welchen davon Sie folgen wollen und welchen nicht.

Diese Frage stellt sich uns immer wieder. Immer wieder müssen wir uns entscheiden. Wenn wir nämlich einfach alle Wünsche und Bedürfnisse ausleben wollten, dann würden wir uns völlig verlieren. Anstatt unser Leben zu gestalten, würden wir dann getrieben von unzähligen, teils widersprüchlichen und schwankenden Impulsen. Wir würden heute dies und morgen jenes tun.

Es ist also klar: Sie müssen sich entscheiden oder herausfinden, welche der Wünsche, Bedürfnisse und Impulse, die in Ihnen aufsteigen, für Sie wirklich maßgebend sind. Welche fühlen sich nicht nur irgendwie attraktiv, sondern zutiefst stimmig an? Gibt es welche, die wichtiger sind als andere? Können Sie zwischen den wichtigen Impulsen und Wünschen eine Art Gleichgewicht herstellen, können Sie sie vielleicht irgendwie verbinden oder müssen Sie sich klar entscheiden? Wie auch immer die Antwort konkret aussieht, wenn Sie sich die Mühe machen, Ihre eigenen Impulse, Wünsche und Bedürfnisse genauer kennen zu lernen, werden Sie früher oder später merken, dass sich manche stimmig anfühlen und andere nicht. Sie werden entdecken, was jetzt für Sie wirklich wichtig ist, was zu tun ist oder was jetzt sinnvoll wäre – und was nicht. Meist drückt sich diese Stimmigkeit in einer großen inneren Ruhe aus: Was wirklich zu mir und zu meiner Lebenssituation passt, kommt nur selten mit großer Euphorie daher.

Man könnte, wenn man will, auch von einer Art innerem Wissen oder einem inneren Kompass sprechen, der uns leiten kann. Dieses Wissen ist zwar relativ stabil, aber nicht starr. Und es ist nicht auf andere Menschen übertragbar: Was für mich passend ist, kann für den anderen falsch sein.

> **Experiment**
>
> Wenn Sie vor einer Entscheidung stehen, wie Ihre nächsten Schritte im Leben aussehen, oder welchen Bedürfnissen und Impulsen Sie folgen sollen, gibt es zwei einfache Wege, zu einer größeren Klarheit zu kommen. Beide setzen darauf, dass unser Körper und unsere Gefühle eine Art Sensor dafür sind, was für uns stimmt und was nicht.
>
> 1. Setzen Sie sich ruhig hin, atmen Sie in paarmal tief ein und aus und schließen Sie die Augen. Nun denken Sie an eine Idee, ein Bedürfnis, einen Impuls, wie Ihr Leben weitergehen könnte. Malen Sie sich dabei die nächsten Schritte innerlich aus. Achten Sie dabei auf Ihren Körper: Wie fühlt der sich von innen an? Wird es in Ihnen heller oder dunkler, weiter oder enger, ruhiger oder unruhiger? Achten Sie auch auf Ihre Gefühle: Was spüren Sie? Ruhe und Freude? Oder ist da Schwere oder gar Traurigkeit?
> 2. Wenn Sie sich zwischen mehreren Möglichkeiten entscheiden wollen, können Sie wie folgt vorgehen: Schreiben Sie die verschiedenen Möglichkeiten auf Zettel, und zwar auf jeden genau eine Möglichkeit. Nehmen Sie dann jeweils einen Zettel in die Hand und legen Sie diesen Zettel achtsam und langsam auf

den Fußboden. Achten Sie dabei auf ihr inneres Gespür und fragen Sie sich, wo dieser Zettel gut und richtig liegt. Nehmen Sie dann den nächsten Zettel und legen Sie auch ihn auf einen guten Platz. Danach atmen Sie einige Male ein und gut aus und stellen sich wieder ganz langsam und achtsam zunächst auf einen der Zettel. Spüren Sie jetzt, wie sich das anfühlt: Welche Gefühle steigen in Ihnen auf? Stehen Sie gut? Wie fühlt sich Ihr Körper an? Fühlt sich die Möglichkeit, für die dieser Zettel steht, richtig und gut an? Oder zieht es Sie woanders hin? Gehen Sie dann zum nächsten Zettel und spüren Sie wieder in sich hinein. Wiederholen Sie dieses Vorgehen bis Sie fertig sind. Welche Alternative fühlte sich am stimmigsten an?

Beide Übungen ersetzen keine Entscheidung, zu der sicher oft auch rationale Überlegungen gehören. Und natürlich kann sich etwas als richtig anfühlen, und doch stellt es sich im Rückblick als falsch heraus. Körperempfindungen und Gefühle sind schließlich nicht unfehlbar, genauso wenig wie rationale Überlegungen. Sie liefern sozusagen verkörperte und gefühlte Ausschnitte Ihres jetzigen Wissens davon, welche Wege für stimmig sind.

5.2 Träume und innere Bilder

Sehr häufig zeigt sich unser Gespür für das, was stimmt, auch durch Bilder und Symbole, wie sie uns in Träumen aber auch in einer bestimmten Form der freien Imagination begegnen, die ich noch erläutern werde. Manchmal begegnen uns solche Bilder und Symbole auch in Märchen und Geschichten.

> **Beispiel**
>
> Herr Wahl hat immer wieder das Gefühl, in seinem Leben fehle irgendetwas. Er fühlt sich unausgefüllt, ohne dass er recht sagen konnte, warum. Eines Nachts träumt er von einem rot-glühenden Totenschädel. Dieser Totenschädel wird ihm von einem Teufel gereicht. Da ihm der Schädel zu heiß ist, wirft er ihn dem Teufel wieder zurück. Dieser beginnt daraufhin, das Schiff, auf dem er im Traum unterwegs ist, in Stücke zu reißen.
> Der geschilderte Traum zeigt ein Bild, das ambivalent erscheint: Da ist ein Totenschädel, der aber nicht leblos, sondern geradezu mit Energie aufgeladen ist. Diesen Schädel einfach wieder zurückzugeben, ist offensichtlich keine gute Idee. Was aber bedeutet dieser Traum konkret?
> Um diesen Traum zu verstehen, bitte ich Herrn Mahl, die Augen zu schließen und sich zu entspannen. Dann bitte ich ihn, vor seinen inneren Augen zwei hilfreiche Gestalten kommen zu lassen, die für Lebensbejahung stehen. Sie verkörpern außerdem sein eigenes inneres Wissen darum, wie sein Leben gelingen kann. Diese Gestalten bedeuten ihm, er solle den Schädel noch einmal näher betrachten. Da sieht er, dass in diesem Schädel ein toter Junge liegt, der den Träumer mit acht Jahren darstellt. Als der Mann diesen Jungen berührt, wird er

> wieder wach und beginnt durch die Natur zu streifen und in einem kleinen Garten Gemüse und Blumen zu pflanzen. In diesem Garten steht außerdem ein Meditationsraum aus Lehm. Dieser Traum, so die Deutung, die sich dem Träumer aufdrängt, zeigt, was ihm gegenwärtig fehlt: Sein Leben ist zu einseitig durch den Intellekt geprägt. Ihm fehlt der direkte Kontakt zur Natur und dem, was er selbst als spirituelle Dimension seines Lebens beschreibt. Andererseits scheint es auch nicht darum zu gehen, den Intellekt (Kopf) einfach zum Teufel zu schicken. Beides, die bisher ungelebten Seiten, die der kleine Junge sucht, und das Denken scheinen zusammen zu gehören.

5.2.1 Bilder als Quelle von Kraft

Die Bilder oder Symbole, die sich hier in Traum und Imagination zeigen, weisen in einer mehr oder weniger deutlichen Weise darauf hin, worum es hier geht. Dabei machen sie eine zumindest für den Augenblick treffende Aussage sowohl über die äußeren Lebensumstände des Träumers als auch über sein inneres Leben. Beides fließt in einem inneren Bild zusammen (Böschemeyer 2008, S. 22). Gleichzeitig sind sie eine Quelle von Kraft. Der Träumer registriert sie nämlich nicht einfach, sie bewegen ihn, wenn er sich auf sie einlässt, und zwar tiefer als die abstrakten Konzepte des Verstandes es tun. Weitaus häufiger als unser oft vom Erleben abgekoppeltes Denken, in dem wir oft nur mit schon bekannten Ideen jonglieren, fördern sie außerdem Neues und Überraschendes zu Tage. Man kann sie daher auch in der Sprache des Therapeuten Uwe Böschemeyer als „Botschafter des Unbewussten" bezeichnen (Böschemeyer 2008, S. 19 ff.). Dieses Unbewusste freilich beinhaltet nicht nur Kindheitserinnerungen oder irrationale Triebe, sondern eben auch das erwähnte Wissen darum, was für uns wichtig und wesentlich ist.

Um sich diesem Wissen zu nähern, setzt Böschemeyer sogenannte Wertimaginationen ein, wie sie auch in dem gerade geschilderten Beispiel verwendet wurden. Diese Form der freien Imagination erlaubt uns, in eine Art Dialog mit uns selbst zu treten. Charakteristisch dabei ist die Begegnung mit den sogenannten Wertgestalten, die uns durch die Welt unserer inneren Bilder führen können. Wie das vor sich geht, wird deutlicher, wenn man sich das folgende Beispiel vor Augen führt.

> **Beispiel**
>
> Frau Schubert, Mitte 60, und frisch in Rente, die mehrere Kinder großgezogen und nebenher gearbeitet hat, fragt sich nun, wie sie in Zukunft leben will. Wer bin ich eigentlich jenseits all der Arbeit, die ich immer geleistet habe? Ich bitte sie, sich vor ihrem inneren Auge einen Mann und eine Frau kommen zu lassen,

> die diese Frage beantworten können. Es zeigen sich zwei kraftvolle, sehr zugewandt wirkende Gestalten in bunten Kleidern (die sogenannten Verbündeten). Diese Gestalten führen die Frau auf eine Lichtung im Wald. Auf dieser Lichtung steht ein Haus. Die Tür des Hauses geht auf und heraus tritt eine etwas gebückte, ältere Frau. „Das bin ja ich." sagt meine Klientin. Auf meine Frage, ob es möglich sei, selbst zu dieser Frau zu werden, erlebt meine Klientin die Imagination „von innen". Sie selbst wird zu dieser Frau. Die Verbündeten führen sie auf die offene Lichtung hinaus. Nach und nach geht sie aufrechter, leichter und fühlt sich fast übermütig. Schließlich beginnt sie zu tanzen. Der Tanz wird immer kraftvoller, wilder und leidenschaftlicher. Nach einer Weile endet der Tanz und sie steht ganz einfach da, ruhig und würdevoll. Die Leichtigkeit und die Leidenschaft des Tanzes sind einer großen Ruhe und Klarheit gewichen.

In der Nachbesprechung der Imagination reagiert die Klientin zum einen verwundert: So kann ich auch sein? Zugleich ist sie bewegt davon, was da an Leben in ihr steckt, und sie fühlt sich von diesen Bildern angezogen. Sie erlebt diese Bilder wie etwas, das in ihr und durch sie leben will und leben kann.

5.2.2 Die eigene Art, in der Welt zu sein

In manchen Fällen geben die auftauchenden Bilder konkrete Hinweise darauf, was jetzt wichtig ist und ansteht. Manchmal hingegen sind in ihnen – wie im geschilderten Fall – eine bestimmte Art verkörpert, mit sich selbst und in der Welt zu sein. In beiden Fällen muss ich mich dann freilich dazu entschließen, diese im Bild verkörperte Möglichkeit auch wirklich zu leben und in meinem Alltag wirksam werden zu lassen. Zwar fühlen wir uns nämlich von diesen Bildern angezogen, ja unter Umständen sind wir überzeugt, in ihnen unsere eigentliche Gestalt bzw. wie Böschemeyer es ausdrückt unser „Original" zu entdecken – doch kommt es darauf an, ob wir diese Möglichkeit aktiv bejahen und in unserem Alltag verwirklichen oder nicht.

> **Fragen**
> Mit Hilfe der folgenden Fragen können Sie versuchen, bisher unbekannte Seiten und Möglichkeiten Ihrer selbst, die doch zu Ihnen gehören, zu erspüren. Wenn Sie den Fragen nachsinnen, achten Sie darauf, ob Sie sich dabei lediglich Wunschvorstellungen ausdenken, die z.B. ein Bedürfnis nach Anerkennung oder einen luxuriösen Lebensstil verkörpern. Oder tauchen da von selbst Potentiale auf, die vielleicht ganz schlicht sind, die aber etwas zeigen, das einfach zu ihnen gehört. Stimmige Wege unterscheiden sich von bloßen Wunschvorstellungen oft dadurch, dass man Wunschvorstellungen aktiv herstellt, während stimmige Wege

> wie von selbst auftauchen. Ein anderes Kriterium liegt darin, ob man das, was sich da an Möglichkeiten zu leben zeigt, schon kennt oder ob diese Möglichkeiten einem zugleich überraschend und irgendwie vertraut vorkommen.
>
> 1. Kennen Sie Situationen, in denen Sie auf einmal ganz anders sind als in Ihrem bisherigen Alltag und in denen Sie das Gefühl haben, „Das gehört zu mir"?
> 2. Gibt es ungelebte Lebensträume, Vorbilder und Gestalten, von denen Sie das Gefühl haben, dass da etwas Stimmiges lebendig wird?
> 3. Träumen Sie manchmal Dinge, die Sie tief bewegen? Behalten Sie diese Träume eine Weile im Gedächtnis und spüren Sie in ruhigen Momenten immer wieder in sie hinein. Auch wenn Sie die Träume nicht deuten können, wirken sie doch.
> 4. Gibt es Märchengestalten oder Helden aus alten Sagen, in denen Sie sich wieder erkennen oder die Sie faszinieren? Welche Kräfte und Eigenschaften dieser Gestalten lösen in Ihnen eine Resonanz aus? Wie sähe Ihr Leben aus, wenn diese Qualitäten in Ihrem Leben mehr Raum hätten? Vorsicht: Natürlich geht es hier nicht darum, das Verhalten dieser Gestalten zu imitieren, sondern darum, die Einstellung oder die Kraft, die sie verkörpern in ihrem Leben wirksam werden zu lassen.

5.3 Hintergründe: Inneres Wissen statt Über-Ich

In diesem Kapitel spreche ich teilweise von Erfahrungen, die solange irgendwie eigenartig wirken, bis man sie selbst gemacht hat. Damit meine ich allerdings nicht, dass man besonders begabt sein müsse, um ähnliche Erfahrungen zu machen. Fast alle Menschen, mit denen ich arbeite, können z.B. imaginieren oder ihr Körpergefühl nutzen, um Möglichkeiten, die sie haben, auf ihre Stimmigkeit zu befragen. Und so ziemlich jeder oder jede kann auf die ein oder andere Weise Werte wie Mut oder Lebensbejahung in sich spüren. Man muss sich allerdings auf den Weg machen und auch dann kann man nichts erzwingen. Trotzdem erlebe ich es wieder und wieder in meiner Arbeit, dass Klienten z.B. in Träumen, Imaginationen oder in Märchen und Geschichten eine neue Welt entdecken, die sie verwandeln kann.

Die Erfahrungen, die man dabei macht, widersprechen dem von Freud geprägten Menschenbild der traditionellen Psychoanalyse, in dem jede Form von ethischer oder moralischer Orientierung aus dem Über-Ich, d.h. aus anerzogenen Verhaltensregeln stammt. Es bestätigt sich im Gegenteil eine Beobachtung, die schon C.G. Jung machte, nämlich, dass in unserem Unbewussten eine Art Wissen darum liegt, wie unser Leben gelingt. Unsere Entfaltungsmöglichkeiten und das, was für uns wertvoll ist, zeigt sich unter anderem in inneren Bildern. Durch diese innere Orientierung werden wir ein

Stück unabhängig von erlernten Lebensregeln und Idealen, aber auch von der Moral unseres Umfeldes bzw. unserer Gesellschaft.

Besonders zentral für unser Thema sind nun Bilder unserer selbst, die Böschemeyer als unser jeweiliges, persönliches Original bezeichnet: Sie drücken ihm zufolge aus, wer wir jeweils eigentlich sind oder sein können. Die Klientin, deren Imagination ich oben geschildert habe, so könnte man mit Böschemeyer sagen, ist ihrem Original begegnet. Hier liegt der Gedanke nahe, diese Bilder seien sozusagen ein für alle Mal fertig und wir müssten sie nur noch verwirklichen, soweit wir das können. Nach meiner Erfahrung verändern sich diese Bilder aber im Laufe der Zeit: Sie werden z.B. immer umfassender und zeigen zunehmend allgemein-menschliche Entwicklungsmöglichkeiten. Manchmal werden sie im Laufe der Zeit alltäglicher, ohne an Leuchtkraft zu verlieren, manchmal werden sie sozusagen „entrückter" oder „jenseitiger". Oft scheinen sie außerdem auf äußere Umstände und Erfahrungen zu reagieren. Was also zeigen diese Bilder? Ich nehme an, sie zeigen kein fertiges Bild, sondern die Antwort der Seele auf die jeweilige Lebenssituation und die Entwicklungsmöglichkeiten desjenigen, der sie sieht. In diese Antworten gehen natürlich neben persönlichen auch allgemein-menschliche Entwicklungsmöglichkeiten ein.

5.4 Das Wichtigste zusammengefasst

Welchen der vielen Möglichkeiten, Bedürfnisse oder Impulse wir in unserem Leben Raum geben, ist eine Entscheidung, die wir immer wieder fällen müssen. Um hier zu guten Entschlüssen zu kommen, macht es Sinn neben rationalen Überlegungen auch Methoden einzusetzen, die unsere Körperwahrnehmung und unsere emotionale Antwort auf bestimmte Möglichkeiten in die Entscheidungsfindung einbeziehen. Dabei entdecken wir mit etwas Glück neue Lebensmöglichkeiten, die wir als stimmig und richtig wahrnehmen. Unser Leben gewinnt auf diese Weise an Orientierung und Kraft.

Literatur

Böschemeyer U (2008) Unsere Tiefe ist hell, 2. Aufl. Kösel-Verlag, München

6

Die eigenen Werte entdecken

Inhaltsverzeichnis

6.1	Suchen Sie den Kontakt zur Welt	68
	6.1.1 Ihr persönlicher Blick	68
	6.1.2 Was sind Werte?	69
6.2	Entdecken Sie Ihre „Ordnung des Liebens"	70
6.3	Nehmen Sie Abstand vom Hamsterrad	71
6.4	Was macht Ihnen wirklich Freude?	73
	6.4.1 Geht es Ihnen um Lust?	73
	6.4.2 Finden Sie Freude jenseits der Lust	74
6.5	Nutzen Sie den Übergang in eine neue Lebensphase	75
6.6	Hintergründe: Mehr zum Thema „Werte"	76
6.7	Das Wichtigste zusammengefasst	77
Literatur		77

> In diesem Kapitel geht es darum, was uns wirklich am Herzen liegt. Philosophisch ausgedrückt, es geht um unsere persönlichen Werte. Wenn wir wissen, was uns wirklich wichtig ist, d. h. wenn wir unsere Werte kennen, sind wir in der Lage, unser Leben so zu führen, dass wir es grundsätzlich bejahen und gutheißen können. Das bedeutet, wir leben authentischer und selbstbestimmter. Ein solches Leben ist außerdem sinnerfüllt und freudvoll. Wer die eigenen Werte kennt, kann obendrein leichter entscheiden, welchen Bedürfnissen, Wünschen und Impulsen er folgt: Denn nicht alles, was ich anziehend oder begehrenswert finde, passt zu meiner persönlichen Wertordnung. Wer seine zentralen Werte kennt, der gewinnt einen roten Faden in seinem Leben.

6.1 Suchen Sie den Kontakt zur Welt

Um sich selbst besser kennen zu lernen, kann es sinnvoll sein, sich zeitweilig aus der alltäglichen Wirklichkeit zurückzuziehen, wie das etwa die im letzten Kapitel vorgestellte Wertimagination erfordert. Genauso wichtig aber kann es sein, mit wachen Augen durch die Welt zu gehen und darauf zu achten, wie uns die Dinge da draußen berühren. Faktisch sind beide Vorgehensweisen natürlich so streng nicht zu trennen: Die Auseinandersetzung mit uns selbst vollzieht sich ja nicht im luftleeren Raum, sondern setzt Vertrautheit mit der Welt voraus. Der Blick nach außen wiederum bedeutet nicht, dass wir uns an die Welt verlieren. Denn die Welt berührt ja nicht jeden Menschen gleich. Was mich bewegt, lässt einen anderen gleichgültig und umgekehrt.

6.1.1 Ihr persönlicher Blick

Wenn Sie einmal darauf achten, wie Sie die Welt sehen, werden Sie unter Umständen bemerken, dass Ihnen vieles schlicht egal ist und daher weitgehend Ihrer Aufmerksamkeit entgeht. Ich denke z. B. an einen Bekannten, der sich so wenig für Autos interessiert, dass er nicht sagen könnte, welches Auto sein bester Freund fährt. Stattdessen ist er in begeisterter Vogelliebhaber und kann seinen Gästen auch spät am Abend noch mit großer Freude einen längeren Vortrag darüber halten, welche Entenart dieses Frühjahr an welchem See seiner Heimat gebrütet hat. Die Ankunft einer neuen Art erfüllt ihn mit Freude. Alle Aktivitäten aber, die den Lebensraum von Vögeln einschränken, etwa eine neue Autobahn, ein Gewerbegebiet oder ein Vergnügungspark, betrachtet er mit Abneigung. Andererseits ist seine Liebe zu den Vögeln nicht das Wichtigste in seinem Leben. Wenn etwa seine Kinder krank würden, würde er sich vermutlich nicht weiter um das Brutverhalten dieser oder jener Vogelart oder um dieses oder jenes Bauprojekt kümmern. Alles würde neben der Gesundheit seiner Angehörigen in den Hintergrund treten.

All diese Verhaltensweisen hängen damit zusammen, dass wir alle einen ganz bestimmten Blick für den Wert eines Ereignisses oder eines Gegenstandes haben. Der genannte Vogelliebhaber etwa ist interessiert an dem Wert, den er im Leben der Vögel erkennen kann. Ein Kunstliebhaber wiederum hat ein besonderes Auge für die Schönheit, die Tiefe oder den Gehalt bestimmter Kunstwerke.

6.1.2 Was sind Werte?

Der Ausdruck „Wert" wird in sehr unterschiedlichen Bereichen und von sehr verschiedenen Menschen sehr unterschiedlich gebraucht. Im Unterkapitel 6.6 finden Sie zu der Frage, was Werte sind, einige grundsätzliche Überlegungen. Hier geht es mir nur um die praktische Bedeutung dieses Wortes. Was meinen z. B. meine Klienten, wenn sie sich fragen, welche Werte sie haben? Nach meiner Erfahrung geht es ihnen in diesem Fall nicht mehr um Bedürfnisse wie Anerkennung, Ruhe, Erfolg, mehr Harmonie in der Ehe oder eine schöne Freizeitbeschäftigung. Sie suchen etwas, wofür es sich zu leben lohnt. D. h. sie suchen nach etwas, das sie als wichtig anerkennen können, egal, ob es ihnen einen Nutzen bringt oder sich angenehm anfühlt:

> **Beispiel**
> Herr Saal arbeitet seit gut zehn Jahren in der Marketingabteilung eines Automobilherstellers. Er ist alleinstehend und kinderlos. Die Arbeit ist interessant, bringt ihm Anerkennung und ein gutes Gehalt. Aber so langsam stellen sich ihm Fragen: Für wen mache ich das alles? Was würde bleiben, wenn ich morgen sterben würde? Macht es wirklich Sinn Autos zu verkaufen, die dann die Straßen verstopfen und die Natur schädigen?

Im Gespräch mit Herrn Saal geht es zunehmend darum, was er in die Welt bringen und wofür er leben will, d. h. es geht um seine persönlichen Werte. Im Gespräch mit Herrn Saal zeigt sich, dass er sich zwar für Autos interessiert und gerne Auto fährt. Wirklich wichtig aber ist ihm der Erhalt der Natur. Daher beschließt er, die Branche zu wechseln und sich eine Anstellung bei einer Biosupermarktkette zu suchen. Man kann also sagen, dass Werte so etwas wie Leuchttürme in unserem Leben darstellen. Sich an ihnen auszurichten, gibt uns Orientierung und Sinn.

Wenn wir also nach unseren Werten fragen, fragen wir nicht danach, was wir mögen oder nicht mögen, sondern danach, was wir für wirklich wichtig anerkennen können. Herr Saal z. B. mag Autos. Er fährt gerne und schaut gerne Formel 1. Die Frage aber, ob er in Autos einen Wert verwirklicht sieht, für den es sich zu leben lohnt, verneint er. In einer halbwegs intakten Natur hingegen kann er einen Wert erkennen – unabhängig davon, ob er sie selbst genießen kann oder nicht. So berührt es ihn, wenn er hört, dass der Klimawandel die Korallenriffe der Erde bedroht, obwohl er kein Taucher ist und noch nie eine lebende Koralle zu Gesicht bekommen hat.

6.2 Entdecken Sie Ihre „Ordnung des Liebens"

Nun haben Werte noch eine bestimmte Eigenart, die uns schon im Beispiel des Vogelliebhabers begegnet ist (Abschn. 6.1.1): Werte stehen nämlich in einer bestimmten Rangordnung, die der Philosoph Max Scheler auf Latein als „Ordo amoris", also als „Ordnung des Liebens" oder auch als „Ordnung der Liebenswürdigkeiten" bezeichnet (Scheler 1957, S. 345 ff.). Ich spreche im Folgenden von Wertordnung. Dem genannte Vogelliebhaber steht der Wert des Wohlergehens seiner Angehörigen höher als der Wert der Vögel. Seine persönliche Wertordnung ist also so aufgebaut, dass er den Wert des Wohlergehens seiner Angehörigen dem Wert vorzieht, den er im Leben der Vögel erblickt. Allerdings ist diese Wertordnung, an der wir uns alltäglich orientieren, nicht statisch. Oft entdecken wir nämlich, dass wir uns über unsere eigentlichen Werte bzw. deren Ordnung getäuscht haben – oder dass wir einen bestimmten Wert in unserem bisherigen Leben zu wichtig oder zu unwichtig genommen haben.

> **Beispiel**
>
> Frau Huber arbeitet erfolgreich als Betriebswirtin in einem renommierten Unternehmen. Nach und nach aber wird sie immer unzufriedener. Ihre Arbeit, das wird ihr klar, befriedigt zwar ihr Sicherheitsbedürfnis. Außerdem kann sie in dieser Arbeit auch bestimmte Werte verwirklichen, die ihr wichtig sind. Beispielsweise kann sie zu einer guten Arbeitsatmosphäre in ihrer Abteilung beitragen. Auch hinter den meisten Produkten, die das Unternehmen herstellt, kann sie stehen. Dafür aber bleibt vieles auf der Strecke, was ihr eigentlich am Herzen liegt. Als wir im Rahmen einer Reihe von Beratungen nach inneren Bildern zu der Frage suchen, wer sie eigentlich ist, taucht eine sehr lebendige junge Frau auf, die in einem Atelier steht – umgeben von Bildern, Staffeleien und Farben. Auch im „echten" Leben ist sie von Malerei und Fotografie fasziniert und geht gerne in Ausstellungen. Dieses innere Bild bestärkt sie in einem Wunsch, den sie seit einiger Zeit hegt: Sie beginnt zu malen und sucht sich eine weniger zeit- und kraftaufwändige Stelle in ihrem bisherigen Beruf.

In Anlehnung an Scheler kann man solche Übergänge, in denen wir nicht einfach nur unseren Job wechseln, sondern uns nach neuen für uns jetzt stimmigeren Werten ausrichten, als Entdeckung unserer eigentlichen, persönlichen Wertordnung beschreiben. Diese Rangordnung entdecken und verwirklichen wir erst nach und nach – in lebendiger Auseinandersetzung mit der Welt um uns herum. Vor allem in Entscheidungssituationen und Krisen stellen wir unsere bisherigen Werteprioritäten in Frage und finden etwas über uns und unsere eigentliche Wertordnung heraus: Wir erkennen, was uns persönlich wirklich wichtig ist.

6.3 Nehmen Sie Abstand vom Hamsterrad

Wie erleben Sie Ihren Alltag? Bleibt Ihnen da Zeit und Ruhe oder sind Sie völlig ausgelastet von Ihren alltäglichen Sorgen und Aufgaben? Verfolgen Sie vielleicht mit Ehrgeiz Ihre beruflichen Ziele und kommen daher kaum noch zum Atmen? Sind Sie vielleicht obendrein durch dieses oder jenes Ehrenamt auch nach Feierabend noch aktiv? In diesem täglichen Hamsterrad geht uns oft der Blick darauf verloren, was uns wirklich wichtig ist und uns am Herzen liegt. Was aber hält uns am Laufen und Rennen? Kommen die Anforderungen an uns wirklich nur von außen? Ist es unser Bedürfnis nach Sicherheit, das uns antreibt? Oder geht es uns um Anerkennung und Wertschätzung? Oder versuchen wir uns zu beweisen, dass wir ein guter Mensch sind?

Wenn wir herausfinden wollen, was uns wirklich am Herzen liegt, brauchen wir also Abstand von unseren Sorgen und unserer Angst, unserem Ehrgeiz oder unserem Streben nach Lust und Befriedigung. Vielleicht brauchen wir sogar Abstand zu unserem Wunsch, ein guter Mensch zu sein. Kurz gesagt, wir brauchen etwas innere Distanz zu all den Motiven, die uns im alltäglichen Hamsterrad festhalten. All diese Strebungen in uns haben nämlich eines gemeinsam: Sie führen dazu, dass wir um uns selbst kreisen und uns der Rest der Welt zu einem Mittel wird. Es ist gar nicht so einfach, die Momente, in denen es mir nur um mich selbst geht, von denen zu unterscheiden, in denen ich wirklich an etwas oder jemandem um seiner selbst willen interessiert bin; ganz unabhängig vom Nutzen, den ich von dieser Sache oder diesem Menschen habe. Man kann sich aber immer wieder die Frage stellen: Worum geht es mir gerade?

Wenn Sie einen Freund treffen, was steht dann für Sie im Vordergrund? Geht es Ihnen ausschließlich um die angenehme Zeit oder die Bestätigung, die Sie von ihm zu bekommen hoffen? Oder sind Sie wirklich interessiert daran, wie es Ihrem Freund geht, was er denkt, erlebt, meint? Wollen Sie ihn wirklich wahrnehmen, wie er heute ist, oder bleiben Sie gerne bei dem Bild, das Sie sich irgendwann von ihm gemacht haben? Vielleicht ist er ja heute ganz anders als sonst? Und was machen Sie, wenn er Ihnen etwa widerspricht? Sind Sie dann nur enttäuscht oder können Sie sich auf eine wirkliche Auseinandersetzung einlassen, einfach, weil es Ihr Freund ist und Sie seine Meinung wichtig nehmen?

Dasselbe gilt auch für unseren Umgang mit Kunstwerken, mit Musik oder der Natur. Manchmal, wenn ich z. B. im Wald unterwegs bin, merke ich, dass ich die Natur, die mich umgibt, gar nicht wirklich wahrnehme. Sie ist nur Anlass eines guten Gefühls in mir oder die Kulisse für eine sportliche Aktivität. Auch wenn ich etwas Gutes tue, kann es sein, dass es mir dabei nicht um die Sache selbst geht, sondern darum, vor mir selbst oder anderen gut dazustehen bzw. meinem inneren Kritiker zu genügen (Abschn. 4.4). Auch dann geht es mir nicht um das, womit ich es gerade zu tun habe. Auch dann benutze ich die Welt als Mittel, um eines meiner Bedürfnisse zu befriedigen.

All das ist nicht verwerflich, zumindest solange nicht, wie wir beim Benutzen der Welt bestimmte Grenzen einhalten. Außerdem ist es geradezu unvermeidlich und für unser Überleben unverzichtbar, die Welt auch als Mittel für unsere Ziele wahrzunehmen. Und sicher wünschen wir uns alle Anerkennung und Bestätigung durch andere Menschen. Wenn das aber alles ist, wir also nur um uns selbst kreisen, dann finden wir nie heraus, was uns wirklich wichtig ist. Oder anders gesagt, wirklich wichtig sind wir uns dann nur selbst. Unser Ehrgeiz, unsere Lust, unser Wunsch nach Bestätigung oder unser Streben, ein guter Mensch zu sein, verdecken den Kontakt zur Welt und zu den anderen.

Fragen

Wer seine persönlichen Werte und ihre Rangordnung kennenlernen will, der kann sich eine Reihe von Fragen stellen, die ich auch in meinen Beratungen öfter verwende. Prüfen Sie, welche Fragen Sie ansprechen, und lassen Sie sich Zeit. Es kann sein, dass Sie nicht mit jeder Frage etwas anfangen können. Gehen Sie dann einfach weiter. Wenn Sie wollen, können Sie später auf die Frage zurückkommen. Manchmal finden sich zwei Fragen, die denselben Punkt mit verschiedenen Worten zu treffen versuchen. Bei der Beantwortung können Sie jeweils an wichtige Lebensbereiche oder auch an Ihr Leben generell denken.

1. Was ist Ihnen in Ihrem Leben generell wichtig?
2. Welche Werte bestimmen heute Ihren Alltag? Warum?
3. Wofür setzen Sie sich ein? Und wofür würde es Ihrer Meinung nach außerdem Sinn machen, sich einzusetzen?
4. Wenn Sie sich ein ganz anderes Leben wünschen könnten – und dazu noch eine Kiste voll Gold –, wie würden Sie dann leben? Was wäre dann wichtig? Welche Werte würden Sie dann leiten?
5. Welche Menschen – reale oder fiktive, solche aus Ihrem Umfeld oder solche aus der Geschichte der Menschheit – haben Ihrer Meinung nach ein vorbildliches Leben geführt? Worum ging oder geht es in deren Leben? Was hat das mit Ihrem Alltag zu tun?
6. Spiegelt Ihr Leben Ihre eigentlichen Werte wider?

> **Experiment**
>
> Dieses Experiment lädt Sie ein herauszufinden, was Ihnen wirklich wichtig ist. Dazu kann es hilfreich sein, andere Menschen zu fragen, wie sie einen wahrnehmen. Manchmal sehen andere etwas, was man selbst übersieht, weil man sozusagen betriebsblind ist. Suchen Sie sich ein oder zwei der gerade genannten Fragen heraus und fragen sie andere Menschen, die Ihnen nahestehen: Wie würden diese Menschen Sie einschätzen? Anders gesagt, wenn diese Menschen an Ihrer Stelle antworten sollten, welche Antworten würden sie dann geben?

6.4 Was macht Ihnen wirklich Freude?

Der Gedanke, die eigenen Bedürfnisse, den eigenen Ehrgeiz und die eigenen Sorgen wenigstens zeitweilig und teilweise zurückzustellen und darauf zu schauen, was ich wirklich wichtig finde, klingt vielleicht etwas moralisch. Und natürlich ist dieser Verdacht insofern berechtigt, als es viele Menschen gibt, die sich zu sehr um andere oder um idealistische Ziele und zu wenig um die eigenen persönlichen Interessen kümmern. Aber wäre ein Leben, in dem es ausschließlich und allein um uns und unsere Bedürfnisse und Wünsche ginge, auf Dauer wirklich lebenswert?

6.4.1 Geht es Ihnen um Lust?

Man kann sich das am Beispiel der Lust besonders gut ausmalen: Stellen Sie sich z. B. vor, Sie müssten nicht mehr arbeiten und könnten den Rest Ihres Lebens in einem luxuriös ausgestatteten Hotel in der Karibik zubringen – hin- und herwandernd zwischen Strand und Cocktailbar, ab und an ein kleiner, oberflächlicher Flirt, eine kurze, unverbindliche Affäre, nichts Ernstes. Dann und wann vielleicht eine Runde Golf. Wie lange wohl würde es dauern, bis Ihnen ein solches Leben fad und sinnlos vorkäme? Vermutlich würden Sie all diese angenehmen Belanglosigkeiten irgendwann gerne aufgeben und ins wirkliche Leben zurückkehren. Dieses Leben ist vielleicht weniger angenehm und oft ist es sogar schmerzhaft. Dafür aber ist es realer; realer eben, weil es uns nicht so einfach entgegenkommt – zum sofortigen Konsum bereit –, sondern von uns gesehen und manchmal auch verändert werden will.

6.4.2 Finden Sie Freude jenseits der Lust

Lust und Unterhaltung allein sind also paradoxerweise auf Dauer unbefriedigend. Um zufrieden und freudvoll zu leben, brauchen wir nämlich etwas, um das es uns geht und das über unsere persönlichen Bedürfnisse hinausgeht. Das heißt wir brauchen etwas, das einen Wert hätte, auch wenn es uns gar nicht gäbe. Der Psychologe Viktor Frankl bezeichnet diese Seite unseres Lebens als „Selbsttranszendenz" (Frankl 2007, S. 13). Man könnte auf Deutsch auch von Selbstüberschreitung sprechen. Frankl betont, dass wir nur dann wir selbst werden – und unser Leben nur dann als sinnvoll erleben –, wenn es uns in unserem Leben eben nicht ausschließlich um uns selbst geht. Der Mensch, so Frankl, wird nur da ganz Mensch, wo es ihm um eine Sache oder um einen anderen Menschen geht und er sich darüber „übersieht und vergisst" (Frankl 2007, S. 13). Wenn wir in unserem Leben nicht vorrangig oder gar ausschließlich um uns, unsere Wünsche und unsere Lust kreisen, wird unser Leben eigenartigerweise sogar freudvoller. Diese überraschende Beobachtung haben schon antike Philosophen wie Platon und Aristoteles gemacht: ein Leben auf der Suche nach Lust gerät leicht zu einer gierigen Jagd, die immer rastloser wird (Platon 1991, S. 661). Ein Leben hingegen, in dem es auch um Dinge geht, die wir für wertvoll erkennen unabhängig von unserem persönlichen Nutzen, ist insgesamt erfüllter und glücklicher.

Unter anderem aus diesem Grund macht uns das Herumsurfen im Internet auf Dauer genauso wenig glücklich wie der passive Konsum von Unterhaltungsserien: Hier geht es um nichts und wir haben es mit nichts Wirklichem zu tun. Das ist für eine bestimmte Zeit entlastend und erholsam. Im Übermaß betrieben entleert es unser Leben. Sinngefühl und wirkliche Freude entstehen nämlich dadurch, dass ich im Kontakt bin mit etwas, das ich wirklich als gut und wertvoll erkennen kann. Dann freue ich mich *über etwas* – anstatt einfach nur zu registrieren, dass *in mir* ein angenehmes Gefühl entsteht. Es ist also – paradoxerweise – schon aus Eigennutz sinnvoll, sich zu fragen, was ich als wirklich wertvoll erkenne. Da Freude ja eine Folge der Begegnung mit etwas ist, das ich als wertvoll erkenne, kann ich mir aber auch Fragen danach stellen, wo ich mich lebendig, zufrieden oder gar freudig fühle.

> **Übung**
>
> Fragen Sie sich im Alltag konkret immer wieder:
>
> 1. Was macht mir wirklich Freude? Wo lenke ich mich nur ab?
> 2. Was macht mich innerlich friedvoller, weiter, lebendiger?
> 3. Worüber freuen Sie sich dann jeweils?

> Am besten stellen Sie sich diese Fragen mehrmals am Tag. Achten Sie dabei vor allem auch auf Ihr Körperempfinden und Ihre Gefühle. Oder Sie gehen abends mit diesen Fragen den Tag in Ruhe durch. Wichtig: Machen Sie sich am besten Aufzeichnungen und lesen Sie sich diese Aufzeichnungen nach einer Weile in Ruhe durch. Gibt es da ein Muster? Wiederholt sich da etwas? Natürlich werden Sie Ihren Alltag vermutlich nicht so gestalten können, dass er Ihnen immer Freude macht, aber trotzdem gibt die Übung vielleicht einen Hinweis, welchen Dingen Sie in Ihrem Leben nach Möglichkeit mehr Raum einräumen können.

6.5 Nutzen Sie den Übergang in eine neue Lebensphase

Fragen danach, was uns wichtig ist oder Freude macht, stellen wir uns natürlich vor allem in Krisen und im Übergang von einer Lebensphase zur nächsten. Was wir dabei über uns herausfinden, wird von uns häufig als Entdeckung dessen erlebt, was uns eigentlich schon immer wichtig war. Nur wird es uns erst jetzt, vielleicht nachdem wir diese oder jene Erfahrung gemacht haben, wirklich klar. Eine Krise oder das Ende einer Lebensphase wird so unter Umständen als Chance erfahren, die unsere eigentliche, schon immer im Hintergrund spürbare persönliche Ordnung des Liebens klarer zu sehen und zu verwirklichen. Die Entdeckung unserer persönlichen Wertordnung ist also ein ständiger Prozess, in dem wir immer besser verstehen, was uns wirklich wichtig ist. Damit aber gewinnen wir ein Gefühl dafür, was jetzt konkret in unserem Leben ansteht. Wir kommen uns selbst umso näher, je tiefer wir vertraut sind mit unserer persönlichen Ordnung des Liebens – und je mehr wir diese Ordnung in unserem Leben zum Ausdruck bringen. Wir leben dann ein Leben, das authentisch ist in dem Sinne, dass es unsere Werte widerspiegelt. Ein solches Leben ist außerdem selbstbestimmt. Schließlich folgen wir unseren eigenen Werten, können unser Leben also grundsätzlich bejahen und gutheißen.

> **Fragen**
> Diese Fragen sind als Einladung dazu gedacht, wie Sie bisher Übergänge in Ihrem Leben gestaltet haben und wie Sie sie in Zukunft gestalten wollen.
> 1. Welche Übergänge – wie Auszug aus dem Elternhaus, Berufswahl, Berufswechsel, Umzüge etc. – haben Sie in Ihrem Leben schon erlebt?
> 2. Was hat Sie dabei jeweils motiviert? Was war Ihnen wichtig?
> 3. Was haben Sie dabei über sich selbst gelernt? Haben Sie dabei z. B. neue Seiten an sich selbst und neue Werte kennen gelernt?

> 4. Stehen demnächst neue Übergänge an? Welche?
> 5. Wie wollen Sie diese Übergänge gestalten? Welche Werte sollen Sie dabei leiten?

6.6 Hintergründe: Mehr zum Thema „Werte"

Vielleicht haben Sie sich beim Lesen mit dem Ausdruck „Wert" etwas schwergetan. Das könnte daran liegen, dass dieses Wort höchst unterschiedlich gebraucht wird. Soziologen etwa verstehen unter Werten normative, kulturelle Konstrukte, die dazu dienen, die jeweilige Gesellschaft zu stabilisieren. Der Ausdruck „Konstrukt" zeigt, dass Werte hier als etwas verstanden werden, das nicht einfach da ist oder gefunden wird. Konstrukte werden vielmehr – in der Regel nicht bewusst – erfunden. Andere – vor allem Konservative – betonen, es sei wichtig, den nachwachsenden Generationen Werte zu vermitteln. Dabei orientieren sie sich an den jeweiligen Traditionen und Konventionen ihrer Kultur. Weit verbreitet ist außerdem die Auffassung, dass Werte etwas sind, das wir bestimmten Dingen zuschreiben: Die Dinge selbst hätten dieser Ansicht nach keinen Eigenwert. Werte werden hier also wie Projektionen auf eine in sich selbst wertfreie, neutrale Welt aufgefasst.

Für Scheler hingegen ist klar: Werte können nicht erfunden oder konstruiert werden. Sie müssen gefunden oder entdeckt werden. Daher können sie auch nicht in einen sozusagen „wertleeren" Schüler von außen hineinlegt werden. Man kann lediglich Menschen dabei unterstützen, selbst Werte zu entdecken. Außerdem macht Scheler deutlich, dass Werte nicht von außen in einen sonst wertlosen Gegenstand hinein projiziert werden, sondern an diesem Gegenstand selbst wahrgenommen werden: Die Güte eines bestimmen Menschen oder Schönheit einer Landschaft oder eines Kunstwerks liegen also eben nicht im nachträglichen Urteil des Betrachters, sondern werden in der Begegnung mit diesem Menschen bzw. in der Wahrnehmung dieser Landschaft oder dieses Kunstwerks selbst mit gesehen.

Was also sind Werte? Werte sind das, was bestimmte Gegenstände zu etwas Gutem machen. Die Schönheit einer Blume oder die Gerechtigkeit eines Gesetzes sind Beispiele für Werte, die diese Dinge, also die Blume und das Gesetz zu Gütern machen (Scheler 2000, S. 42 f.). Diese Werte sind objektiv, d. h. wir erkennen sie als vorgegeben. Allerdings hat jeder von uns eine individuelle Empfänglichkeit für die in der Welt wahrnehmbaren Werte und die Ordnung, in der sie stehen. Diesem persönlichen Ordo amoris steht bei Scheler außerdem eine allgemeine Wertordnung gegenüber, in der das Angenehme niedriger steht als die von Scheler so genannten vitalen Werte, zu denen z. B. der Wert der Gesundheit zählt. Diese wiederum stehen niedriger als die sogenannten geistigen Werte wie Schönheit, Erkenntnis oder Gerechtigkeit. Jenseits der geistigen Werte stehen außerdem die Werte des Heiligen, also diejenigen Werte, die in religiösen Praktiken, Empfindungen, Einstellungen und Lebensweisen wahrnehmbar sind. Scheler meint, wir sollten uns diese objektive Ordnung einprägen. Zusammen mit unserem subjektiven Ordo amoris könnten wir dann erkennen, was unsere persönliche Bestimmung oder Lebensaufgabe sei. Man könnte auch sagen, es kommt darauf an, seine gegenwärtige subjektive Wertordnung an der objektiven zu messen und sich zu fragen: Lebe ich wirklich ethisch gesehen richtig, wenn ich dieses wichtiger nehme als jenes?

6.7 Das Wichtigste zusammengefasst

Dieses Kapitel wollte dazu anregen, die eigenen Werte und die persönliche Wertrangordnung besser kennen zu lernen. In einem nächsten Schritt kann man dann beginnen, das eigene Leben so zu gestalten, dass es diesen Werten entspricht. In dem Maße, in dem uns das gelingt, leben wir ein Leben, das wir bejahen können und das zu uns passt. Wir leben also ein authentisches und selbstbestimmtes Leben. Tendenziell leben wir dann auch freudvoller und sinnerfüllter. Insbesondere Krisen und Lebensübergänge eignen sich, tiefer als bisher zu spüren, was uns wirklich wichtig ist.

Literatur

Frankl V (2007) Theorie und Therapie der Neurosen, 9. Aufl. Ernst Reinhardt, München/Basel
Platon (1991) Politeia, Sämtliche Werke – Griechisch und Deutsch. insel taschenbuch, Frankfurt am Main/Leipzig
Scheler M (1957) Ordo amoris, Schriften aus dem Nachlass, Bd 1. Francke, Bern
Scheler M (2000) Der Formalismus in der Ethik und die materiale Wertethik, Gesammelte Werke Bd. 2, 7. Aufl, Bouvier, Bonn

7

Die Kraft der Begegnung

Inhaltsverzeichnis

7.1	Interessieren Sie sich für andere?	80
7.2	Wie wir anderen begegnen können	82
	7.2.1 Lassen Sie Ihre Bedürfnisse und Vorurteile hinter sich	82
	7.2.2 Erwarten Sie keine Sonnenuntergänge	83
7.3	Der Andere – Himmel oder Hölle?	85
	7.3.1 Zwei Masken unterhalten sich	85
	7.3.2 Wenn das Versteckspiel endet	86
7.4	Hintergründe: Mehr zum Thema Liebe	86
7.5	Das Wichtigste zusammengefasst	88
Literatur		88

> Viele Menschen wünschen sich Nähe, für die sie sich nicht selbst aufgeben müssen. Solche Beziehungen, die auch wohlwollende Kritik und eine gemeinsame Suche nach neuen Perspektiven auf das Leben einschließen können, sind ein wesentlicher Teil eines authentischen und selbstbestimmten Lebens. In ihnen kommen wir nicht nur dem anderen, sondern auch uns selbst näher, lernen uns selbst kennen und können uns daher besser entfalten. In diesem Kapitel geht es daher um die Frage, wie wir Beziehungen so leben können, dass sie für alle Beteiligten zu einem solchen Leben beitragen. Dabei konzentriere ich mich vor allem darauf, mit welcher Grundeinstellung Sie solche Beziehungen wahrscheinlicher machen.

7.1 Interessieren Sie sich für andere?

Wie erleben und gestalten Sie Ihre Beziehungen? Wie stehen Sie zu Ihren Freunden, Ihrem Partner, Ihrer Familie? Interessieren Sie sich für die Geschichte, die Ansichten und Gefühle Ihres Gegenübers? Und wie erleben Sie das Verhalten der anderen Ihnen gegenüber? Haben Sie das Gefühl, dass andere an Ihnen interessiert sind? Gibt es Menschen, denen Sie sich öffnen können? Regen manche Menschen Sie vielleicht sogar dazu an, mit Ihren Gefühlen, Bedürfnissen und Werten in Kontakt zu kommen? Spüren Sie vielleicht im Zusammensein mit bestimmten Menschen mehr als bisher, wer Sie sind? Gibt es Menschen, die sich trauen, Sie herauszufordern mit Fragen, Beobachtungen, neuen Ideen?

Wenn wir ehrlich sind, nehmen wir uns in vielen Beziehungen gegenseitig gar nicht wirklich wahr. Das muss nicht schlimm sein. Es ist einfach unmöglich, sich im Alltag ständig ganz nah zu sein und offen zu sein für das individuelle Erleben unseres Gegenübers. Und natürlich haben wir im täglichen Leben genug mit unseren Aufgaben zu tun, so dass wir uns nicht ständig gegenseitig neue, bereichernde Ideen und Gedanken nahebringen können. Es geht hier also weniger um eine Art, den Alltag zu verbringen, sondern darum, ob es in einer Partnerschaft oder Freundschaft grundsätzlich neben Wohlwollen und Unterstützung auch Momente gibt, in denen zwei oder mehr Menschen bereit sind, einander wirklich wahrzunehmen und sich auch für neue Ideen, Bedürfnisse oder Wünsche der anderen zu öffnen.

Um Missverständnisse zu vermeiden: Die Nähe, um die es in diesem Kapitel geht, ist nicht dasselbe wie kritiklose Unterstützung oder rein emotionale Geborgenheit. Die Nähe, um die es in diesem Kapitel geht, kann auch wohlwollend vorgetragene Kritik oder die gemeinsame Faszination für Neues umfassen. Für die nüchternen Leser möchte ich außerdem noch hinzufügen: Natürlich können wir uns auch ohne solche Momente intensiver Nähe und Auseinandersetzung im Alltag Wärme und Unterstützung schenken. Und doch bleibt da bei manchen Menschen eine Sehnsucht nach mehr … Es ist oft diese Sehnsucht, deretwegen sich Menschen verlieben. Leider geht es Ihnen aber nach einigen Jahren Partnerschaft oder Ehe oft wie Herrn und Frau Rudolf:

> **Beispiel**
> Herr und Frau Rudolf haben 2 Kinder und sind seit 10 Jahren ein Paar. Er arbeitet Vollzeit im Management, sie als Apothekerin in Teilzeit. Wie viele Paare kommen sie in Beratung, weil sie seit einiger Zeit oft streiten. „Du interessierst Dich gar nicht für mich", sagt nach einer Weile Frau Rudolf. „Nie kann ich mit Dir reden. Abends hockst du am Laptop oder starrst auf dein Smartphone." Herr Rudolf hört frustriert zu und antwortet: „Hast Du eigentlich eine Ahnung, wie anstrengend mein Job ist? Hat Dich das jemals interessiert? Ich habe abends keinen Nerv mehr für ewige Gespräche."

Letztlich beklagen sich beide darüber, dass der andere sie nicht sieht und sich nicht für sie interessiert. Frau Rudolf drückt diese Klage als erste aus. Möglicherweise wäre Herr Rudolf zunächst auch zufrieden, wenn sie ihn abends in Ruhe lassen würde. Aber auch Herr Rudolf hat das Gefühl, dass sein stressiger Job und seine Leistung nicht gewürdigt und wahrgenommen werden. Vielleicht ist er auch überzeugt, seine Belastung, mögliche Zweifel und Ängste an seiner Rolle nicht zeigen zu dürfen. Sie wiederum hat den Eindruck, die Belastungen, Fragen, aber auch die Freude, die sich aus der Kindererziehung ergeben, mit ihm nicht teilen zu können. Schließlich verschanzt er sich hinter seinen Geräten. Und so wachsen Frustration und Groll. Das ist schade. Denn Beziehungen generell, auch die zu Freunden und Verwandten, ja selbst ein zufälliges Gespräch auf einer Party, können ein Raum sein, in dem man sich öffnen und dadurch sich selbst näher kommen kann. Und auch in einem zufälligen Gespräch kann man Ideen und neue Blickwinkel teilen, die für die Gesprächspartner wichtig sind. Dazu aber ist es nötig, dass diese dazu bereit sind, dem anderen wirklich zu begegnen, d. h. sich für den anderen zu interessieren, ohne ihn verändern zu wollen. Wie aber kann das gelingen? Was können Sie dafür tun, dass Sie in Ihren Beziehungen sie selbst sein können? Ich kann den anderen schließlich nicht dazu zwingen, mir Interesse und Verständnis entgegenzubringen. Ich kann mich aber umgekehrt fragen, ob ich selbst mich eigentlich für den anderen interessiere und ob ich ihm mit Verständnis entgegenkomme. Wenn das der Fall ist und ich mein Interesse auch zeige, kann das wie eine Einladung wirken. Aber wie das mit Einladungen so ist: der andere ist natürlich frei, sie anzunehmen oder nicht.

7.2 Wie wir anderen begegnen können

Um andere zu einem offeneren und authentischen Kontakt einladen zu können, ist eine bestimmte innere Einstellung nötig. Wie genau sieht diese Einstellung aus? Der Philosoph Martin Buber (Buber 2014) hat sich dazu Gedanken gemacht. Genauer interessiert er sich für das, was er Begegnung nennt. Damit meint er Momente eines besonders intensiven Kontakts, die letztlich eher selten sind und nicht „hergestellt" werden können. In Beziehungen, die es uns leichter machen, wir selbst zu sein, wird es Momente der Begegnung geben. Zugleich wird eine solche Beziehung von der Einstellung geprägt sein, die einen solchen intensiven Kontakt möglich machen. Was aber ist mit dem Wort „Begegnung" eigentlich gemeint? Und um welche Einstellung geht es dabei?

7.2.1 Lassen Sie Ihre Bedürfnisse und Vorurteile hinter sich

Wenn ich jemandem wirklich begegne, dann steht für mich nicht im Vordergrund, wie der andere mir nützlich sein kann oder ob er mir angenehm ist. Genauso wenig bleibe ich bei dem Bild stehen, das ich mir von ihm gemacht habe, oder bei den Informationen, die ich bisher besitze. Ich bin mir im Gegenteil bewusst, dass selbst die Menschen, die ich am besten kenne, mir immer auch fremd bleiben werden. Vielleicht zeigt er sich ja heute von einer ganz neuen Seite? Ich kümmere mich außerdem nicht groß um die Rolle, die er oder sie in der Gesellschaft spielt. Und ich beschränke mich auch nicht darauf, mit ihm gemeinsam irgendein pragmatisches Ziel zu erreichen. Alles das hieße, ihn oder sie nicht wirklich als „Du", d. h. als Gegenüber anzusprechen.

Als „Du", als Person, spreche ich den anderen dann an, wenn ich wissen will, wer der andere ist. Ich bin dann bereit, ihn in seiner Ganzheit zu erkennen, auch hinter den Masken, die er vielleicht trägt. Zugleich nehme auch ich meine Masken ab und höre auf, diesen oder jenen Eindruck erwecken zu wollen. Stattdessen bin ich bereit, mich als ganzer Mensch zu zeigen. Wenn wir uns über etwas verständigen wollen oder einer gemeinsamen Frage nachgehen, dann bin ich bereit, in die Tiefe zu gehen, bisherige Meinungen aufzugeben und neu nachzudenken. Wenn wir gemeinsam etwas betrachten, eine Landschaft oder ein Bild, dann bin ich bereit, wirklich hinzuschauen. Ich lasse mich von etwas Fremdem herausfordern und bin bereit, mich zu verändern. Ich traue mich aber auch, dem anderen Beobachtungen und Gedanken mitzuteilen, die ihn vielleicht bereichern könnten, auch wenn sie ihn zunächst vielleicht irritieren.

Solche Momente der Begegnung sind, wie Buber schreibt, eher selten (Buber 2014. S. 24 f.). Das müssen sie auch sein, wenn wir irgendwie unseren Alltag gestalten wollen. Sie sind aber von großer Kraft und Schönheit. In solchen Momenten kommen wir dem anderen und zugleich uns selbst näher. Dann stehen wir als lebendiger und berührbarer Mensch einem anderen gegenüber, der sich uns ebenfalls als berührbarer und lebendiger Mensch zeigt. Und wir erlauben es uns gegenseitig, das Versteckspiel zu beenden, das wir oft mit uns selbst und dem anderen spielen. Das heißt, wir zeigen uns so, wie wir sind.

7.2.2 Erwarten Sie keine Sonnenuntergänge

Eine Begegnung ist keine Verschmelzung. Daher hat sie auch mit Sonnenuntergängen am Strand, Vom-Winde-verweht-Romantik und Schwüren ewiger Freundschaft nicht viel zu tun. Sie muss auch nicht notwendigerweise von starken Gefühlen begleitet oder auch nur harmonisch sein. Es kann sogar sein, dass man miteinander um eine Frage oder einen Streitpunkt ringt und dabei engagiert zur Sache geht. Allerdings geht es einem dabei um die Sache und nicht darum Recht zu haben. In Momenten der Begegnung höre ich auch nicht auf, den anderen als einen anderen – also im Unterschied zu mir selbst – zu sehen. Ich muss daher auch meine Eigenständigkeit und meine Freiheit nicht aufgeben – und doch entsteht etwas Neues, etwas, das weder Isolation noch Verschmelzung ist. Wenn ich mich in der Begegnung verwandele, dann weil ich es will und ich mich selbst neu kennen lerne. Wer also ein authentisches und selbstbestimmtes Leben führen will, der sollte nicht nur um sich selbst kreisen, sondern auf andere zugehen, ohne dabei etwas erzwingen zu wollen.

> **Fragen**
> Mit Hilfe der folgenden Fragen können Sie etwas darüber herausfinden, wie Sie Ihre Beziehungen erleben und gestalten, und ob es in Ihrem Leben Momente der Begegnung gibt. Sie gewinnen außerdem Ideen dazu, in welcher Weise Sie Ihre Einstellung vielleicht ändern könnten, wenn Sie die Qualität Ihrer Beziehungen verändern wollen. In dieselbe Richtung zielt auch das Experiment im Anschluss an diese Fragen.
>
> 1. Wenn Sie sich das Ziel setzen würden, dass Ihr Partner Ihnen möglichst wenig Verständnis und Interesse zeigen kann oder mag, wie könnten Sie das anstellen? Wie könnte das ein anderer bei Ihnen bewerkstelligen?

2. Was suchen Sie in Ihren Freundschaften? Geht es Ihnen um Kameradschaft, angenehme Erlebnisse oder die guten alten Zeiten? Geht es Ihnen um Selbstbestätigung oder nutzen Sie Freundschaften vor allem, um einfach mal den Frust von der Seele zu reden?
3. Führen Sie manchmal Gespräche, die irgendwie dichter und intensiver sind als andere? Solche, in denen Sie ganz bei der Sache oder ganz beim anderen sind? Vergessen Sie darüber manchmal Raum und Zeit?
4. Gibt es in Ihrem Leben Gespräche oder Momente mit anderen Menschen – oder auch längere Zeiten mit Auseinandersetzungen und Gesprächen –, die Sie verändert haben?
5. Wie reagieren Sie, wenn Ihnen eine Freundin oder Ihr Partner widerspricht, Ihnen vielleicht auch wenig schmeichelhafte Dinge mitteilt?
6. Trauen Sie sich umgekehrt einem guten Freund oder Ihrer Partnerin ihre Wahrnehmung zuzumuten? Trauen Sie sich z. B. einem Freund zu sagen, dass Ihnen sein Alkoholkonsum Sorgen bereitet oder dass Sie seinen Umgang mit seiner Partnerin in dieser oder jener Situation wenig liebevoll finden? Warum nicht?
7. Fragen Sie andere um Rat – und fühlen sich trotzdem frei, anders zu handeln?
8. Wird Ihnen manchmal bewusst, dass dieser oder jener altvertraute Mensch auch Seiten hat, die Sie gar nicht kennen? Ja, dass Ihnen der allergrößte Teil seiner Gefühle, Gedanken und Erlebnisse unbekannt ist? Ist Ihnen klar, dass er oder sie genau den gleichen Gegenstand vielleicht ganz anders wahrnimmt als Sie?
9. Mit wem verbringen Sie wie viel Zeit? Warum?

Wie immer geht es bei diesen Fragen nur darum, dass Ihnen vielleicht bestimmte Dinge klarer werden und Sie entscheiden können, mit welcher Einstellung Sie Freundschaften, Partnerschaften und andere Kontakte in Zukunft gestalten möchten. Dabei ist es ratsam, andere Menschen nicht zu überfordern, sondern vorsichtig nachzufragen oder sich selbst ein wenig zu öffnen und auf Momente der Offenheit beim anderen zu achten. Es geht mir hier übrigens auch nicht darum, „oberflächliche" Kontakte abzuwerten. Wenn Sie sie genießen können, warum nicht?

Experiment

Dieses Experiment ist sicher gewagt. Überlegen Sie sich also gut, ob Sie es durchführen wollen. Es hat zwei Teile, die man auch unabhängig voneinander durchführen kann: Wählen Sie sich einen Menschen aus, den Sie schon lange und gut kennen. Um den ersten Teil der Übung zu beginnen, schließen Sie Ihre Augen und stellen sich diesen Menschen einmal ganz plastisch vor: Wie sieht er aus? Wie bewegt er sich? Wie sehen seine Haut und seine Haare aus? Und nun machen Sie sich klar, dass dieser Mensch sich in jedem Augenblick anders verhalten könnte, als Sie das erwarten. Machen Sie sich auch klar, dass Ihnen die allermeisten Gedanken, Gefühle und Erlebnisse des anderen nicht

> einmal ansatzweise vertraut sind. Letztlich kennt sich ja sogar der andere selbst nur bruchstückhaft. Wie sollten Sie also in der Lage sein, das Erleben und den Charakter des anderen wirklich zu kennen? Wie fühlt es sich für den anderen, mit dem Sie gerade Eis essend durch die Stadt gehen, wohl genau an, wenn das Eis auf seiner Zunge zergeht? Was fühlt er gerade wirklich?
> Der zweite Teil der Übung beginnt, wenn Sie diesen anderen Menschen das nächste Mal treffen. Versuchen Sie einmal ganz neu zu verstehen, was er Ihnen erzählt. Vielleicht fallen Ihnen Fragen ein, die Sie bisher nicht gestellt haben? Achten Sie natürlich darauf, dass Sie dem anderen nicht lästig fallen und bleiben Sie respektvoll. Bleiben Sie aber eine Weile offen für das, was der andere erzählt. Fragen Sie sich dann, wie es Ihnen dabei gegangen ist und wie sich die Beziehung in diesem Moment verändert hat. Wie hat der andere reagiert?

7.3 Der Andere – Himmel oder Hölle?

Die Begegnung mit einem anderen Menschen, sein wohlwollender Blick auf uns, kann uns dabei unterstützen, mehr als bisher wir selbst zu werden und ein authentischeres Leben zu führen. Dass freilich der Blick des anderen auch – wie der Philosoph und Schriftsteller Jean-Paul Sartre meinte – eine Art „Hölle" sein kann, ist gleichfalls wahr (Sartre 2017, S. 63). Was nämlich, wenn wir vor dem Blick der anderen nicht bestehen können? Wir alle versuchen daher die Ansicht, die die anderen von uns haben, zu kontrollieren und arbeiten daher ständig und oft unbewusst an unserem Image. Damit jedoch nehmen wir den anderen die Chance, sich uns wirklich zuzuwenden und uns selbst die Chance, echte Zuwendung zu erfahren.

7.3.1 Zwei Masken unterhalten sich

Andere Menschen scheinen also für uns eine eigenartige Doppelrolle zu spielen: Einerseits kann der liebevolle Blick eines anderen Menschen uns selbst näherbringen. Andererseits glauben wir – sicher oft zu Recht –, vor den Augen der anderen nicht wir selbst sein zu können. Wir haben Angst, vor dem kritischen Blick der anderen nicht bestehen zu können und verstecken uns deswegen hinter Masken, die oft nach einigen Jahren so gut passen, dass wir selbst sie für unser eigentliches Gesicht halten. Wenn wir dieser Maskerade auf die Schliche kommen, dann kann es sein, dass wir unser ganzes Umfeld hinter uns lassen wollen. Stiller jedenfalls, der Hauptfigur in dem bereits in Abschn. 2.2.2 erwähnten Roman „Stiller" von Max Frisch (Frisch 1982), geht es wohl so, wenn er glaubt, sich von seiner Frau trennen zu müssen. Durch die Trennung will er sich von dem Bild befreien, das sie ihm – wenigstens seinem

Empfinden nach – aufgedrängt hat. Und wie es oft vorkommt, beklagt seine Frau umgekehrt, Stiller sehe sie in seinem Kampf um Eigenständigkeit nicht wirklich. Stattdessen habe er sich ein Bild von ihr gemacht und reagiere nicht auf sie, sondern auf dieses Bild von ihr. Was Frisch hier also schildert, ist eine Beziehung, in der zwei Menschen einander nicht begegnen, sondern gefangen sind in ihren Deutungen des jeweils anderen. Schlimmer noch: sie sind gefangen in ihren Vorstellungen davon, welche Vorstellungen der andere von ihnen hat. Sie leben und begegnen einander also nicht, sondern reagieren auf ihre Vorstellungen von den Vorstellungen des anderen. So gelebt sind „Liebe" und Ehe eine Form des Selbstverlusts.

7.3.2 Wenn das Versteckspiel endet

Vielleicht aber gäbe es die Chance, dieses Versteckspiel zu beenden, wenigstens für den Moment? In der Arbeit mit Paaren erlebe ich jedenfalls ab und an jene schönen Augenblicke, in denen einer bereit ist, Vorwürfe und die Spiegelfechtereien mit den Bildern aufzugeben. Auch das Aushandeln möglicher Kompromisse steht dann nicht mehr im Vordergrund. Vielmehr zeigt sich auf einmal echtes Interesse am Erleben und Wohlergehen des anderen. Dieses Wohlwollen erlaubt es dann manchmal dem anderen seinerseits hinter den Barrikaden hervorzukommen, die beide Seiten über Monate oder Jahre errichtet haben. Durch dieses wechselseitige Entgegenkommen erlauben sich beide, sich zu zeigen, wie sie sind, und im Leben die Richtung einzuschlagen, die ihnen jeweils wirklich am Herzen liegt.

Sich einem anderen Menschen gegenüber auf diese Weise wirklich zu öffnen, fällt dann leichter, wenn wir uns selbst mit all unseren Schwächen annehmen können. Dann nämlich haben wir weniger Angst vor der Ablehnung und der Kritik der anderen (Abschn. 4.3 und 11.1.1).

Noch eine Bemerkung: Man kann niemanden dazu zwingen sich zu öffnen, auch seinen Ehepartner nicht. Wenn man es dennoch versucht, erreicht man oft genau das Gegenteil. Außerdem eignet sich nicht jede Situation dazu, sich so zu zeigen, wie man gerade ist. Überlegen Sie also, wo Sie Ihre Masken ablegen wollen und können, und wo nicht.

7.4 Hintergründe: Mehr zum Thema Liebe

Was Buber unter Begegnung versteht, lässt sich vielleicht noch besser nachvollziehen, wenn man Max Schelers Begriff der Liebe vor Augen hat. Unter Liebe versteht Scheler nämlich eine Art Offenheit oder Interesse für die wirklichen und möglichen Liebenswürdigkeiten des geliebten Gegenstandes oder einer anderen Person (Scheler 1957, S. 355 ff.). Die Liebe ist zugleich eine Haltung, die die Entfaltung dieses Gegenstandes oder Gegenübers wünscht und genau dadurch seine Entfaltung fördert. Wenn wir z. B. eine bestimmte Form von Musik lieben, dann geht es uns darum, dass diese Musik reicher wird. Wir werden uns freuen, wenn z. B. ein Interpret einen neuen Aspekt eines bestimmten Musikstücks hörbar werden lässt. Damit ist deutlich, dass Musik zu lieben mehr heißt, als „gerne Musik hören". Dann ginge es nämlich nur um mein Vergnügen: Ich höre Musik, weil es mir Lust bereitet. Die Liebe zur Musik will den Reichtum der Musik um ihrer selbst willen. Wenn wir einen Gegenstand lieben, dann sind wir an seiner Entfaltung interessiert. Die angenehmen Gefühle, die uns diese Entfaltung möglicherweise bereitet, sind dann nur eine Zugabe, nicht der Grund für unser Interesse.

Das gilt natürlich insbesondere für unsere Begegnung mit anderen Menschen: Wie es einem Musikliebhaber um die Schönheit der geliebten Musik geht, so geht es demjenigen, der einem anderen Menschen mit Liebe begegnet, um die Entfaltung der Wertmöglichkeiten dieses Menschen. Diese Einstellung drückt sich somit, wie Scheler bemerkt, sehr treffend in dem Wunsch aus, der andere möge werden, der er sei. (Scheler 1973, 162) Der andere Mensch möge, so die Haltung des Liebenden, das realisieren, was er seiner besten und stimmigsten Möglichkeit nach ist. Wenn wir z. B. unser Kind lieben, wünschen wir ihm natürlich, dass es sich entfaltet. Und vielleicht haben wir auch eine Ahnung davon, was das Kind in seinem zukünftigen Leben alles verwirklichen kann. In unserer Anteilnahme bleiben wir also nicht an der Oberfläche hängen – und auch nicht an dem, was heute schon wirklich ist, sondern wir sind offen für das, was möglich ist und durch den anderen leben will. Die Liebe macht somit nicht blind, sondern sehend. In ihr ahnen wir die mögliche Schönheit des anderen.

Dieses Interesse heißt aber gerade nicht, dass wir zwanghaft am anderen nach Wertvollem suchen oder dass wir ihn gar zu verbessern bemüht sind. Und es schließt aus, dass wir den anderen auf das festlegen, was wir zu sehen glauben. So könnte man sich Eltern vorstellen, die in ihrer Tochter eine begabte Pianistin oder Tennisspielerin zu erkennen glauben und auch gegen die Wünsche ihres Kindes darauf beharren, dass sie Pianistin wird oder dass sie ihre Freizeit auf dem Tennisplatz zubringt. Das aber wäre gerade kein Zeichen von Liebe. Wenn wir unsere Kinder in eine bestimmte Richtung drängen oder unseren Partner ändern wollen, ihn oder sie ermahnen, oder wenn wir ständig nach Begabungen und Fähigkeiten suchen, dann verhalten wir uns lieblos; ebenso lieblos, als wenn wir vollkommen gleichgültig wären. Die Liebe bleibt freilassend und offen. Und gerade dadurch erleichtert sie es dem anderen, sich zu entfalten. Sie ist wie ein Raum, in dem der andere etwas von sich erfahren und sich entfalten kann. Ich trage also etwas bei zum Reichtum derjenigen Menschen, denen ich in einer liebenden Einstellung begegne.

Scheler drückt diesen Gedanken auch aus, indem er sagt, die Liebe erleichtere es einem anderen Menschen, seine Bestimmung zu verwirklichen (Scheler 1973, S. 164). Wie aber meint er das genau? Geht es ihm um die Entfaltung von Begabungen und Talenten? Das sicherlich auch. Aber wenn wir jemanden lieben, geht es uns nicht einfach darum, dass er seine Begabungen entfaltet, sondern darum, dass er verwirklicht, was ihm oder ihr persönlich wirklich am Herzen liegt. Letztlich geht es einem in der Liebe um das Zusammenstimmen der tiefsten Absichten, also der persönlichen Wertordnung eines Menschen mit seinen Begabungen und Fähigkeiten, aber auch mit seiner ganzen Art zu fühlen, zu sein, zu handeln, zu sehen, ja zu leben. Die Begegnung zweier Menschen kann zu dem Ort werden, an dem beide sich selbst näher kommen.

7.5 Das Wichtigste zusammengefasst

Die Begegnung mit einem anderen Menschen, der mir ebenso wohlwollend und interessiert begegnet wie ich ihm, bringt uns uns selbst näher. Wenn wir unsere Beziehungen so gestalten wollen, dass Begegnung möglich wird, ist es hilfreich, sich immer wieder zu fragen, worum es mir im Kontakt gerade geht: Geht es mir gerade ausschließlich um mich und meine Bedürfnisse oder auch um den anderen? Wenn ich dem anderen wohlwollend und interessiert entgegenkomme, kann es sein, dass wir einander begegnen. Begegnung setzt auch voraus, dass ich den anderen nicht in das Bild einsperre, das ich mir von ihm gemacht habe. Nur wenn ich immer wieder offen werde für die Fremdheit und Einzigartigkeit des anderen, kann ich ihm begegnen.

Literatur

Buber M (2014) Ich und Du, 16. Aufl. Gütersloher Verlagshaus, Gütersloh
Frisch M (1982) Stiller, 16. Aufl. Suhrkamp, Frankfurt am Main
Sartre J-P (2017) Geschlossene Gesellschaft, 54. Aufl. Rowohlt, Hamburg
Scheler M (1957) Ordo amoris, Schriften aus dem Nachlass, Bd 1. Francke, Bern
Scheler M (1973) Wesen und Formen der Sympathie, Gesammelte Werke, Bd. 7, 7. Aufl. Francke, Bern/München

8

Sinnerfüllt leben

Inhaltsverzeichnis

8.1	Hauptsache Sinn	90
	8.1.1 Wann fühlt sich Ihr Leben sinnlos an?	90
	8.1.2 Ohne Sinn ist alles nichts	90
8.2	So geht Sinnfindung	91
	8.2.1 Wo sind Sie unersetzbar?	91
	8.2.2 Wem stehen Sie besonders nahe?	92
	8.2.3 Haben Sie ein besonderes Talent?	92
	8.2.4 Was legen Ihre Werte nahe?	92
	8.2.5 Wir sind keine Solisten – zumindest nicht immer!	93
	8.2.6 Wofür tragen Sie die Verantwortung?	93
	8.2.7 Weitere Wege der Sinnerfüllung	94
8.3	Hintergründe: Mehr zum Thema „Sinn"	95
8.4	Das Wichtigste zusammengefasst	96
Literatur		96

> Die Frage, wer wir sind und wie wir leben wollen, taucht häufig dann auf, wenn wir keinen rechten Sinn in unserem Leben mehr sehen. Häufig fehlt es uns dann an einer Aufgabe, die wir anpacken können. Aber auch wenn wir zu nichts mehr kommen als unsere alltäglichen To-do-Listen abzuarbeiten oder wenn wir in einem Lebensbereich nur noch routiniert funktionieren, kann sich unser Leben irgendwann sinnlos anfühlen. In diesem Kapitel können Sie mehr darüber erfahren, was es für Sie in Ihrer jetzigen Lebenslage heißt, sinnerfüllt – und damit auch selbstbestimmt und authentisch – zu leben.

8.1 Hauptsache Sinn

Gehören Sie auch zu den Menschen, die vor lauter Dingen, die noch erledigt werden müssen, nicht wissen, wo Ihnen der Kopf steht? Oder befinden Sie sich gerade in einer Lebensphase, in der Sie nicht so recht wissen, was Sie mit Ihrer Zeit anfangen sollen? Stecken Sie vielleicht aus anderen Gründen in einer Sinnkrise? Wenn Sie nach Sinn in Ihrem Leben suchen, möchte ich Sie bitten, innerlich ein wenig Abstand zu Ihrem Alltag zu nehmen und sich zu fragen: Welche Aufgaben stellt mir das Leben? Was will von mir getan werden und was nicht? Oder anders gefragt: Was ist sinnvoll und was nicht?

8.1.1 Wann fühlt sich Ihr Leben sinnlos an?

Als sinnlos erleben wir sowohl ein Leben, in dem wir nicht mehr wissen, was wir mit unserer Zeit anfangen sollen, als auch ein Leben, in dem wir vor lauter Erledigungen gar nicht mehr fragen, was uns denn nun wirklich wichtig ist. Es gibt aber auch noch andere mögliche Gründe des Sinnverlusts. Generell geht uns nämlich dann der Sinn verloren, wenn wir häufiger etwas tun oder erleben, mit dem wir innerlich nicht verbunden sind. Anders gesagt, das Gefühl der Sinnlosigkeit taucht dann auf, wenn wir über eine gewisse Spanne mit Umständen konfrontiert sind, in denen wir keinen Wert mehr erkennen oder verwirklichen können (Abschn. 6.4). Letztlich leben wir dann ein Leben, das uns nichts mehr angeht und deswegen auch nicht authentisch ist. Wir leben irgendwie vor uns hin, anstatt unseren Alltag unseren Werten, Bedürfnissen und Fähigkeiten entsprechend selbstbestimmt zu führen. Wer aber hingegen sinnvoll lebt, der wird ein Leben führen, das seinen Werten und Überzeugungen entspricht.

8.1.2 Ohne Sinn ist alles nichts

Dass es im Leben vor allem darauf ankommt, sinnvoll zu leben und dass davon letztlich auch unsere seelische Gesundheit abhängt, dieser Gedanke wird von Viktor Frankl, dem Begründer der Logotherapie in aller Klarheit immer wieder formuliert (Frankl 2007, S. 37 ff.). Für Frankl selbst war die Frage nach dem Sinn ganz persönlich von entscheidender Bedeutung, als er während des Krieges als Jude deportiert wurde. Wie kann man in einer solchen extrem leidvollen und entbehrungsreichen Lage sein Leben gestalten? Wie damit umgehen, dass einem der Tod ständig vor Augen steht? Lebensziele wie Ansehen, Macht, Geld oder

Vergnügen spielen in einer solchen Lage kaum eine Rolle mehr. Wohl aber kann man, so Frankls Erfahrung, auch in dieser Lage versuchen, sinnvoll zu leben (Frankl 2000, S. 124 ff.). Sinn zu finden, das ist aber nicht nur in Extremsituationen, sondern auch in unserem Alltag von Bedeutung:

> **Beispiel**
>
> Herr Simak. z. B. war von seiner Arbeit frustriert. Er hatte Philosophie studiert und sich während des Studiums politisch engagiert. Nach seinem Studium fand er eine Anstellung in einer Unternehmensberatung. Anfangs bereitete es ihm Freude, sich die Fähigkeiten anzueignen, die seine neue Stelle erforderte. Und er fand es schön, endlich nicht mehr aufs Geld schauen zu müssen. Nach einer Weile aber stellt sich Unzufriedenheit ein. Seine Arbeit erscheint ihm sinnlos. „Wer hat eigentlich etwas von dem, was ich tue? Die Angestellten, die entlassen werden, wenn wir ein Unternehmen beraten, jedenfalls nicht."

8.2 So geht Sinnfindung

Wenn Sie nach Sinn suchen, kann es hilfreich sein nach den Aufgaben zu fragen, die das Leben hier und jetzt für Sie bereithält. Was damit gemeint ist, kann man sich gut an einer – zum Glück seltenen – Notsituation vor Augen führen: Nehmen Sie an, Sie kämen als erster an einen Unfallort. Einige Menschen sind verletzt. In diesem Fall ist klar, was Sie tun müssen. Sie müssen den Notarzt alarmieren und erste Hilfe leisten. Frankl meint, dass wir in solchen – und anderen – Situationen über ein Gespür verfügen, das uns sagt, was sinnvoll ist bzw. was unsere Aufgabe ist. Nicht alle Aufgaben und alle Gelegenheiten sinnvollen Handelns kommen so eindeutig und dringlich daher. Wie also kann es gelingen Sinn zu finden, auch jenseits von Situationen, in denen klar auf der Hand liegt, was zu tun ist? Und wie kann es gelingen, die Aufgaben zu erkennen, die von mir getan werden wollen, und sie von denen zu unterscheiden, die ich auch vernachlässigen oder ablegen kann?

8.2.1 Wo sind Sie unersetzbar?

Ein Kriterium, das Sinnpotenzial einer Aufgabe zu bestimmen, ergibt sich aus der Frage, wie leicht Sie durch andere ersetzbar sind. Je weniger Sie durch andere ersetzt werden können, desto mehr Sinn macht es, die entsprechende Aufgabe zu übernehmen: Wenn Sie z. B. Mutter oder Vater eines Kindes sind, dann können Sie zwar weite Teile der Kinderbetreuung delegieren, nicht aber ihre Rolle als Vater oder Mutter überhaupt. In dieser Funktion sind sie nicht austauschbar. Damit aber ist auch das Sinnpotenzial, das in Ihrer Position als Mutter oder Vater liegt, besonders hoch. Umgekehrt ist das Sinnpotenzial dort relativ niedrig, wo ich leicht ersetzbar bin. Wenn ich überlastet bin, kann es daher ein guter Weg sein, mein Engagement in diesen Bereichen zu reduzieren.

8.2.2 Wem stehen Sie besonders nahe?

Das Beispiel der Rolle als Vater oder Mutter lässt sich leicht erweitern auf Partner- und Freundschaften oder andere Verwandtschaftsverhältnisse: Wenn wir einem Menschen nahestehen, dann sind wir für den anderen wahrscheinlich besonders wichtig. Möglicherweise verstehen wir den anderen besonders gut und es stellen sich immer wieder Momente ein, in denen wir einander nahe kommen und wirklich begegnen können (Kap. 7). Auch hier liegt also ein besonderes Sinnpotenzial.

8.2.3 Haben Sie ein besonderes Talent?

Ähnliches gilt möglicherweise, wenn Sie ein ganz besonderes Talent haben. Diese Begabung zu entfalten, ist wahrscheinlich sinnvoller als irgendetwas zu unternehmen, das viele andere Menschen genauso gut tun könnten. Frankl spricht hier von der ganz persönlichen Bestimmung eines Menschen und gibt das fiktive Beispiel eines Arztes, der eine gut gehende Praxis für wohlhabende Patienten führt und dadurch viel Geld verdient, dabei aber seine eigentliche Begabung verfehlt, die vielleicht auf einem kleinen, aber schlecht bezahlten Fachgebiet liegt (Frankl 2007, S. 43 f.). Ganz ähnlich verhält es sich, wenn Sie ein ganz bestimmtes Interesse oder eine Leidenschaft haben. Auch hier liegt unter Umständen eine besondere Aufgabe. Auch hier können Sie vielleicht etwas in die Welt bringen, das andere weniger gut oder gar nicht verwirklichen können. Und auch aus diesem Gesichtspunkt ergibt sich eine Möglichkeit, Überlastungen zu vermeiden: Wenn Sie zu viele Aufgaben haben, könnten Sie zunächst diejenigen reduzieren, für die Sie kein besonderes Talent haben. Mehr Gedanken zur Rolle unserer Talente in unserem Leben finden Sie übrigens in Kap. 9

8.2.4 Was legen Ihre Werte nahe?

Auch unsere Werte legen bestimmte Möglichkeiten der Sinnerfüllung nahe. Wenn ich z. B. in menschlicher Entfaltung einen besonderen Wert sehe, dann liegt es nahe, andere Menschen auf ihrem Weg zu sich selbst zu unterstützen, etwa indem ich als Erzieher oder Psychotherapeutin arbeite. Vielleicht übernehme ich dann aber auch eine Aufgabe als Jugendtrainer im örtlichen Sportverein. Tätigkeiten hingegen, die wenig mit meinen Werten zu tun haben, könnte ich vielleicht aufgeben.

8.2.5 Wir sind keine Solisten – zumindest nicht immer!

Die bisherigen Beispiele machen zum einen deutlich, dass Sinnerfüllung einerseits von individuellen Faktoren abhängt. Dazu gehört sicher auch die Frage, was mir persönlich am Herzen liegt. Andererseits bin ich nicht alleine auf der Welt. Sinnvolles Leben nimmt daher in der Regel auch andere Menschen in den Blick. Man kann sich das gut am Beispiel eines Orchesters vor Augen führen: Die Aufgabe jedes einzelnen Musikers besteht ja nicht einfach darin, seine Stimme möglichst vollkommen zu spielen, ohne dabei auf die anderen zu achten. Er erfüllt seine Aufgabe im Gegenteil dann besonders gut, wenn er seine Spielweise in den Zusammenklang des ganzen Orchesters einzufügen versteht – und dann, wenn es passt, ein gutes Solo spielt. Genau dafür ist er verantwortlich.

8.2.6 Wofür tragen Sie die Verantwortung?

Damit sind wir bei einer der heikelsten Fragen angekommen, die man sich stellen kann, wenn man nach Sinn sucht: Wofür trage ich die Verantwortung? Und wofür nicht? Heikel ist diese Frage deswegen, weil das Wort Verantwortung vielen Menschen unangenehm in den Ohren klingt. Dieses Wort klingt irgendwie nach Ernst und nach unangenehmer Pflicht. Und sicher gibt es immer wieder Menschen, die zu viel Verantwortung tragen oder die sich verantwortlich fühlen für Dinge, die sie um ihrer seelischen oder körperlichen Gesundheit willen loslassen sollten.

Aber dennoch: Wenn ich genau hinschaue, bemerke ich etwas Überraschendes. Es tut gut, Verantwortung zu übernehmen – oder sich seiner Verantwortung bewusst zu werden. Es gibt Kraft, Verantwortung bewusst zu tragen. Und umgekehrt: Wenn mir eine Aufgabe wirklich am Herzen liegt, dann fühle ich mich verantwortlich dafür, dass sie gelingt. Wenn man hingegen für nichts mehr die Verantwortung übernehmen will, weder für die eigene Partnerschaft, noch für ein Projekt oder eine Aufgabe oder gar für das eigene Leben, dann kann es sein, dass Leben ein gutes Stück seichter wird. Keine Verantwortung zu haben, heißt in vielen Fällen letztlich: nichts hat mehr eine besondere Bedeutung für mich, nichts hat wirklich Sinn. Wenn ich es vermeide, Verantwortung zu übernehmen, dann vermeide ich es möglicherweise außerdem, meine eigenen Fähigkeiten kraftvoll und konkret einzusetzen.

8.2.7 Weitere Wege der Sinnerfüllung

Nun klingt das, was ich in diesem Kapitel in Anlehnung an Frankl geschrieben habe, doch stark nach einem Leben in beständiger Tätigkeit. Frankl aber weist darauf hin, dass wir Sinn nicht nur dadurch verwirklichen, dass wir etwas tun, sondern auch, indem wir etwas bewusst erleben, z. B. indem wir die Schönheit eines Sonnenuntergangs wahrnehmen oder einem Menschen wirklich begegnen. Sinn verwirklichen wir ihm zufolge aber insbesondere auch durch unsere innere Haltung, die wir in einer bestimmten Situation an den Tag legen. Sinn verwirkliche ich beispielsweise, wenn ich auf eine Beleidigung besonnen reagiere, oder wenn ich einer schwierigen, vielleicht beängstigenden oder schmerzhaften Situation mit Mut begegne. Diese Form der Sinnverwirklichung ist für Frankl deswegen besonders wichtig, weil sie uns auch unter widrigen Umständen noch möglich ist. Unsere Einstellung nämlich können wir auch dann noch beeinflussen, wenn uns z. B. eine schwere Krankheit daran hindert, etwas zu tun oder starke Schmerzen uns daran hindern, Schönes bewusst wahrzunehmen.

Fragen

Die folgenden Fragen können Sie unterstützen, wenn Sie mehr darüber herausfinden wollen, wie Sie sinnerfüllter leben können. Dabei greife ich viele Themen und Fragen wieder auf, die Ihnen vielleicht aus diesem und den vorangegangenen Kapiteln mittlerweile vertraut sind. Das liegt daran, dass ein authentisches und selbstbestimmtes Leben immer auch ein sinnerfülltes Leben ist und umgekehrt. Fragen, mit denen Sie sich schon auseinandergesetzt haben, können Sie natürlich einfach übergehen.

1. Welche Aufgaben haben Sie – z. B. in Ihrer Familie, in Ihrer Arbeit etc.? Welche davon könnte genauso gut jemand anderes übernehmen? Welche nicht? Welche könnten auch einfach wegfallen?
2. Welche Begabungen haben Sie? Was können Sie gut? Was liegt Ihnen?
3. Wann fühlen Sie sich richtig lebendig? Wann sind Sie so richtig bei der Sache? Was tun Sie dann und worum geht es Ihnen dabei?
4. Was begeistert oder interessiert Sie besonders? Was liegt Ihnen am Herzen?
5. Welche Menschen bewundern Sie und warum?
6. Wofür sind Sie bereit, sich einzusetzen?
7. Was empört Sie?
8. Was wollen Sie über Ihr Leben sagen können, wenn es einmal zu Ende geht?
9. Was müsste passieren, dass Sie Ihr Leben am Ende als sinnlos ansehen?

8.3 Hintergründe: Mehr zum Thema „Sinn"

Die Perspektiven, die wir mit Max Scheler (Kap. 6), Martin Buber (Kap. 7) und in diesem Kapitel mit Viktor Frankl entfaltet haben, haben eines gemeinsam: Sie betrachten die Menschen als eingebunden in eine bedeutungsvolle Welt. Entsprechend vollzieht sich ihre Entwicklung wesentlich als Gespräch mit anderen Menschen und der Welt. Ein Gespräch freilich ist nur dann möglich, wenn man daneben auch sich selbst im Blick hat. Anders gesagt, ein Mensch, der nur noch bei seinen Aufgaben „da draußen" ist, ohne darauf zu achten, was in ihm selbst leben will, was er fühlt, ja wer er eigentlich ist, der würde sich ebenso verlieren, wie jemand, der nur um sich selbst kreist.

Bei Scheler und Buber ist diese Notwendigkeit berücksichtigt: Wer die Welt mit Liebe betrachtet bzw. wer bereit ist, anderen Menschen oder der Natur wirklich zu begegnen, der entdeckt zugleich auch sich selbst. Er kommt sich nahe gerade auch in der Begegnung mit der Welt. Das gilt letztlich auch für Frankl. Denn wer die Aufgabe erkennen will, die das Leben für ihn oder sie bereithält, der muss wach durch das Leben gehen. Dazu gehört aber auch die Frage, was ihn persönlich angeht und was nicht. Nicht jede Aufgabe nämlich, die mir über den Weg läuft, ist meine Aufgabe. Das ist schon deswegen so, weil ich aus Zeitgründen nicht alles tun kann, was vielleicht sinnvoll wäre. Außerdem spricht mich nicht alles gleichermaßen an. Und nicht für alles bin ich im selben Maße begabt. Das aber bedeutet, ich muss in der Auseinandersetzung mit der Welt auch immer mich selbst im Blick behalten. Da wir im Alltag oft einfach funktionieren und solche Fragen nicht explizit stellen, kann es sinnvoll sein, sich ab und zu zurückzuziehen und den eigenen inneren Kompass zu betrachten: Bin ich noch auf dem richtigen Kurs? Ist es in meinen Augen sinnvoll, wie ich lebe? Entspricht es mir? Fühlt es sich noch lebendig an, was ich da tue oder nicht? Sinnfindung und authentisches Leben beinhalten also einen doppelten Dialog: mit sich selbst und der Welt. In diesem Dialog entdecken wir uns selbst in Auseinandersetzung mit der Welt.

Damit ist klar, dass wir nicht dadurch wir selbst werden, indem wir lediglich schon vorhandene Anlagen, Leidenschaften oder innere Tendenzen verwirklichen – und uns dabei vom Rest der Welt möglichst wenig beeinflussen lassen. Unter dem Begriff der Selbstverwirklichung haben sich viele Menschen genau das vorgestellt: Dieser Auffassung zufolge wäre alles, was wir sind, wie in einem Samen schon angelegt und es käme dann nur noch darauf an, diesem inneren Programm möglichst genau zu folgen. Man mag sich die Entwicklung von Bäumen in dieser Form vorstellen. Allerdings würde ich vermuten, dass dieses Bild von Entfaltung auch da nicht stimmt, da ja auch Bäume in einer lebendigen Wechselwirkung mit ihrer Umwelt stehen, die sicher auch ihre Entwicklung mitbestimmt. Im Falle menschlichen Lebens wird diese Ansicht meiner Meinung nach vollends absurd. Sie liefe letztlich darauf hinaus, dass kein Mensch, dem wir begegnen, kein Buch, das wir lesen, kein Ereignis, das uns bewegt, einen Einfluss haben sollte, wer wir sind und wie wir uns entfalten. Alle Umstände unseres Lebens wären dann nur Gelegenheiten oder Hindernisse der Entfaltung unseres immer schon vorgegebenen Charakters. Das aber würde bedeuten, jeder von uns wäre letztlich allein mit sich selbst. Jedenfalls wären wir nicht im Gespräch mit anderen. Wenn man Buber, Scheler und Frankl ernst nimmt, stimmt das nicht: Wer wir sind und sein wollen, das entdecken wir gerade, indem wir im Kontakt und im Austausch stehen, d. h. indem wir wach durchs Leben gehen anstatt bloß schlafwandlerisch unseren inneren Träumen und Impulsen zu folgen. Ein selbstbestimmtes und authentisches Leben ist ein Leben im Austausch mit der Welt, kein Monolog mit sich selber.

8.4 Das Wichtigste zusammengefasst

Sinnfindung gelingt dann, wenn wir die Aufgaben annehmen, die uns das Leben stellt und dafür die Verantwortung übernehmen. Verantwortlich bin ich aber vor allem dort, wo ich unersetzbar bin, sei es, weil ich in einer bestimmten Beziehung zu einem Menschen stehe, ein besonderes Talent oder auch ein besonderes Interesse habe. Sinnvoll leben wir aber auch dann, wenn wir Wertvolles erleben bzw. Werte durch unsere innere Einstellung und unser Handeln verwirklichen. Wenn wir auf diese Weise sinnvoll leben, leben wir auch authentisch und selbstbestimmt. Schließlich leben wir dann in einer Weise, die wir gutheißen und bejahen können.

Literatur

Frankl V (2000) Trotzdem Ja zum Leben sagen, 20. Aufl. Deutscher Taschenbuch Verlag, München

Frankl V (2007) Ärztliche Seelsorge – Grundlagen der Logotherapie und Existenzanalyse. Deutscher Taschenbuch Verlag, München

9

Talente – Chance oder Verführung?

Inhaltsverzeichnis

9.1 Wollen alleine reicht nicht... 97
    9.1.1 Nur aus Spaß an der Freude?... 98
    9.1.2 Noch einmal: Mit dem Kopf durch die Wand.................................. 98
9.2 Talente als Aufgabe... 99
9.3 Talente als Gefahr... 99
9.4 Das Wichtigste zusammengefasst... 101
Literatur.. 101

> Die Rolle unserer Begabungen und Fähigkeiten für ein authentisches und selbstbestimmtes Leben hatten wir schon wiederholt gestreift. In diesem Kapitel können Sie für sich genauer klären, welche Rolle Ihre Talente für eine authentische Lebensweise spielen. Sind Talente z. B. stets eine Chance oder verführen Sie uns manchmal zu einem Leben, das nicht recht zu uns passt? Und was bedeuten Ihre Talente für die Frage, wer Sie sind und sein wollen? Zu diesen Fragen finden Sie hier Ideen und Übungen. Dabei meine ich mit „Talent" übrigens nicht nur besonders auffällige Begabungen, die vielleicht nur wenige Menschen besitzen. Als Talent möchte ich auch z. B. das gute „Händchen" im Umgang mit kleinen Kindern bezeichnen oder die Fähigkeit, technische Zusammenhänge zu verstehen.

9.1 Wollen alleine reicht nicht

Kennen Sie Ihre Talente und Fähigkeiten? Welche Rolle spielen sie in Ihrem Leben? Haben Sie vielleicht Ihren Beruf ergriffen, weil Sie eine besondere Begabung haben? Oder spielen Talente generell keine große Rolle für Sie? Und wie wichtig sind Ihre Begabungen für die Frage, was es für Sie persönlich heißt, ein authentisches Leben zu führen? Wie authentisch kann z. B. eine Tätigkeit sein, zu der man keine Begabung besitzt?

9.1.1 Nur aus Spaß an der Freude?

Man kann sich diese Frage gut anhand einer Geschichte vor Augen führen, die mir ein Bekannter erzählt hat: Eine Amerikanerin, die einen Milliardär geheiratet hatte, hatte einen ganz besonderen Traum: Sie wollte Opernsängerin werden. Leider konnte sie trotz der Bemühungen verschiedener Gesangslehrer nicht wirklich gut singen. Ihr Mann aber wollte ihr ihren Traum erfüllen, baute ein Opernhaus und stellte Musiker ein. Wo er das Publikum her nahm, weiß ich nicht – vielleicht mussten ja alle Geschäftspartner und Mitarbeiter einmal zuhören. Auf alle Fälle kam diese Frau auf diesem Weg doch noch dazu, als Sängerin aufzutreten. Ich bin mir nicht sicher, ob die Geschichte stimmt. Sie wirft aber eine Frage auf: Lebt diese Frau ein selbstbestimmtes und authentisches Leben? Schließlich erfüllt sie sich einen Traum. Oder lebt sie an sich selbst vorbei? Und wie ist das in Ihrem Leben? Gibt es Dinge, die Ihnen sehr wichtig sind und die einen großen Platz in Ihrem Leben einnehmen, die Sie aber nicht wirklich gut beherrschen? Und was bedeutet das für die Frage, ob Sie selbstbestimmt und authentisch leben?

9.1.2 Noch einmal: Mit dem Kopf durch die Wand

Man könnte die Auffassung vertreten, dass es zu einem authentischen Leben gehört, die eigenen Wünsche und Sehnsüchte mit unseren Fähigkeiten abzugleichen. Das würde zumindest dann gelten, wenn es sich nicht nur um Hobbies handelt, sondern um zentrale Inhalte unseres Lebens. Wenn wir diesen Abgleich vermeiden, geraten wir in eine Form des Selbstverlusts, die ich im dritten Kapitel als Mit-dem-Kopf-durch-die-Wand-Syndrom beschrieben habe. Diese Form des Selbstverlusts ist ja dadurch gekennzeichnet, dass wir die realen Grenzen unseres Lebens missachten. Das aber hat zur Folge, dass unser Wollen oft vergeblich bleibt. Wenn wir etwas wollen, das in der Welt nicht – oder nicht durch uns – realisierbar ist, dann bleibt unser Wollen ohnmächtig. In dieser Sichtweise wäre es also gerade eine Form des Selbstverlusts, wenn wir unsere Zeit und Kraft für etwas verwenden, das uns nicht liegt und dabei unsere eigentlichen Fähigkeiten vernachlässigen.

9.2 Talente als Aufgabe

Umgekehrt könnte man sogar sagen, authentisch und selbstbestimmt zu leben, bedeute ja gerade, die eigenen Talente zu entfalten. Friedrich Nietzsche vertritt diese Auffassung in einem seiner vielen Texte. Dabei bezieht er sich auf die von vielen Dichtern und Philosophen immer wieder neu vorgebrachte Aufforderung, zu werden, wer wir sind. Wir werden aber, wer wir sind, so Nietzsche, wenn wir unsere Begabungen entfalten (Nietzsche 1994, S. 453). Das ist oft nicht einfach und erfordert Mühe und Einsatz. Viele dieser Begabungen und Talente müssen ja erst ausgebildet werden, um wirklich Früchte tragen zu können. Wenn Sie z. B. über Rhythmusgefühl, ein gutes Gehör und Fingerfertigkeit verfügen, dann haben Sie vermutlich ein Talent, Klavier zu spielen. Diese Anlagen reichen aber nicht, um dieses Instrument wirklich spielen zu können. Dazu müssen Sie diese Fähigkeiten trainieren und weiter ausbilden. Dazu gehört aber auch, dass ich meine Talente bejahe und wichtig nehme: Ich muss sie, wie der Philosoph Friedrich Schelling meint, „ergreifen und wirksam" werden lassen (Schelling 1993, S. 168).

9.3 Talente als Gefahr

Andererseits reicht die Entfaltung der eigenen Talente auch nicht aus, um ein authentisches und selbstbestimmtes Leben zu führen. Im Gegenteil, manchmal halten sie uns gerade davon ab, indem sie uns dazu verleiten, eine für uns unstimmige Richtung einzuschlagen. Das wird im folgenden Beispiel deutlich:

> **Beispiel**
> Frau Wegner (28) hatte Mathematik studiert. Leider hatte sie keine Lust, irgendeinen Beruf zu ergreifen, bei dem sie ihr Studienfach hätte anwenden können: „Im Grunde", so sagt sie, „hat mich Mathematik nie interessiert. Ich war halt gut darin. Alle haben das gesagt und es stimmt ja auch, ich habe mein Studium mit sehr guten Noten absolviert, bekam viel Lob und andere Studenten haben mich sogar beneidet. Nur leider war das alles recht mechanisch. Was mache ich jetzt, nachdem mein Studium zu Ende ist?"

Das Beispiel von Frau Wegner zeigt, dass Begabungen auch etwas Verführerisches haben: Wenn wir etwas gut können, bekommen wir Beifall von anderen. Dieser Beifall aber bestärkt uns darin, das, was wir gut können, intensiver zu verfolgen. Anstatt also ausgehend von unseren Sehnsüchten und Werten und den Aufgaben, die das Leben uns stellt, unser Können und unsere Fähigkeiten weiter zu entwickeln, bleiben wir dann unter Umständen bei dem, was wir ohnehin schon können. Häufig genug folgen wir dann auch den Beschreibungen unserer Eltern und Lehrer: „Der Junge kann gut rechnen, der sollte Ingenieur werden. Das ist ein sicherer Job."

Aber auch, wenn wir für etwas Talent haben, das uns wirklich Spaß macht, können wir leicht auf einen Weg geraten, der uns von dem, wer wir eigentlich sind oder sein sollten, wegführt. Nehmen wir z. B. einmal an, Sie haben eine besondere Begabung zum Fußballspielen. Vielleicht macht Ihnen dieser Sport außerdem einen Heidenspaß. Und vielleicht haben Sie sogar die Hoffnung, mit dieser Begabung viel Geld verdienen zu können. Dennoch bleibt die Frage, ob Sie mit dem Fußballspielen eine für Sie persönlich wesentliche Möglichkeit verwirklichen. Anders gesagt, der Blick auf Ihre Begabungen allein gibt noch keine Antwort auf die Frage, ob Sie als Fußballprofi – oder auch als Pianist – wirklich Sie selbst werden. Sind diese Möglichkeiten und Talente wirklich wesentlich oder lebe ich an mir vorbei, wenn ich das Fußball- oder Klavierspielen zum Lebensinhalt mache? Der Blick auf die eigenen Talente ist also nur sinnvoll, wenn ich mich gleichzeitig frage, wie ich leben will und soll – und ob dieses oder jenes Talent zu einem solchen Leben etwas beizutragen hat oder nicht.

Fragen

Die folgenden Fragen können dazu dienen, in Ruhe über die Rolle von Fähigkeiten und Begabungen in Ihrem Leben nachzudenken. Letztlich müssen natürlich Sie entscheiden, was Ihre Antworten für Sie bedeuten und welche Rolle Ihre Fähigkeiten für die Richtung haben, die Sie Ihrem Leben geben wollen.

1. Welche Fähigkeiten und Anlagen haben Sie überhaupt?
2. Was würden wohl Ihre Eltern, Lehrer, Freunde, ehemaligen Mitschüler oder Kollegen sagen, wenn Sie diese fragen, was Ihnen leichtfällt?
3. Wie sind Sie in Ihrem Leben bisher mit Ihren Begabungen und Fähigkeiten umgegangen? Konnten Sie diese ausbilden und kultivieren?
4. Welche Rolle haben sie in Ihren Entscheidungen gespielt? Lassen Sie sich vielleicht auf Ihrem Lebensweg vor allem davon leiten, was Sie gut können? Oder neigen Sie eher dazu, die Dinge zu tun, die Sie gerne tun, egal ob Sie sie gut können oder nicht?
5. Gibt es Begabungen, die Sie nicht ausgebildet haben? Warum nicht?

9.4 Das Wichtigste zusammengefasst

Unsere Talente und Begabungen scheinen für die Frage, wer wir sind und sein wollen, eine ambivalente Rolle zu spielen. Einerseits kann man es als eine Form des Selbstverlusts beschreiben, wenn man in seinen Entscheidungen keine Rücksicht darauf nimmt, was man eigentlich gut kann und was nicht. Andererseits können Talente einen auch dazu verführen, einen Lebensweg einzuschlagen, der nicht recht dazu passt, was einem wichtig ist und am Herzen liegt. Unsere Talente sind also nur ein Faktor unter anderen, den wir berücksichtigen sollten, wenn wir wichtige Lebensentscheidungen fällen.

Literatur

Nietzsche F (1994) Menschliches Allzumenschliches. In: Toman R (Hrsg) Erster Band in der dreibändigen Werkausgabe. Könemann Verlagsgesellschaft, Köln

Schelling F (1993) Die Weltalter Fragmente In den Urfassungen von 1811 und 1813. In: Schröter M (Hrsg) Schellings Werke, Nachlaßband, 4. Aufl. Beck'sche Verlagsbuchhandlung, München

10

Ergreifen Sie Ihre Zukunft

Inhaltsverzeichnis

10.1 Stehenbleiben ist auf Dauer keine Option 103
    10.1.1 Unser Wille zur Selbstentfaltung 104
    10.1.2 Überwinden Sie Ihre Vergangenheit 105
    10.1.3 Nutzen Sie die Vergangenheit 106
    10.1.4 Überschreiten Sie sich selbst 106
10.2 Opfern Sie sich auf? 107
10.3 Das Wichtigste zusammengefasst 109

Literatur 109

> Wenn Sie sich auf den Weg machen, mehr als bisher in einer Weise zu leben, die zu Ihnen passt und die Sie gutheißen können, stehen Sie möglicherweise vor der Frage, wie Sie mit bestimmten Aspekten Ihrer Vergangenheit gut umgehen können. Wollen Sie diese Aspekte einfach hinter sich lassen oder kann das Vergangene irgendwie bewahrt und konstruktiv integriert werden? Und wie gehen Sie damit um, dass das Leben immer weitergeht und Sie sich auf keinem erreichten Entwicklungsschritt für immer ausruhen können? In diesem Kapitel können Sie sich mit diesen Fragen auseinandersetzen.

10.1 Stehenbleiben ist auf Dauer keine Option

Haben Sie den Eindruck, dass Ihr Leben gerade stagniert? Ist es vielleicht etwas schal geworden? Vielleicht stehen Sie auch an einem Punkt, an dem etwas, das bisher stimmig war, auf einmal nicht mehr passt? Vermutlich kennen wir das alle: Was mit 20 neu und spannend war, erfüllt uns mit 40 ganz und gar nicht mehr. Und wer einige Jahrzehnte lang im Getriebe eines Unternehmens seine Fähigkeiten unter Beweis gestellt hat, der wünscht sich irgendwann ein wenig mehr Ruhe und Zeit für andere Dinge.

10.1.1 Unser Wille zur Selbstentfaltung

Man könnte vermuten, dass diese Erfahrung, dass sich die bisherige Lebensform überlebt hat, vor allem an äußerem Druck oder äußeren Entwicklungen liegt: Wer mit 40 noch studiert, in einer WG wohnt und jedes Wochenende um die Häuser zieht, muss sich unter Umständen irgendwann unangenehme Fragen gefallen lassen. Und wer mit viel Engagement drei Kinder großgezogen hat, wird irgendwann damit leben müssen, dass diese Kinder das Haus verlassen und vielleicht ans andere Ende der Erde ziehen. Mir scheint aber, dass äußere Faktoren hier nicht alles sind. Nach meinem Eindruck haben wir auch ein inneres Gefühl dafür, dass irgendwann etwas zu Ende gelebt worden ist und ein neuer Schritt ansteht. Dieser neue Schritt ist nicht einfach willkürlich, sondern hängt unter Umständen mit dem eigenen Alter zusammen: Wer seines Studiums mit 30 überdrüssig geworden ist, der sehnt sich vermutlich nicht nach einer Lehre oder einem Zweitstudium, sondern nach einer neuen Lebensphase, in der die Vorbereitung auf das Berufsleben abgelöst wird durch eine berufliche Tätigkeit. Wer viele Jahre vor allem für seine Kinder zuständig war, will vielleicht nicht nahtlos zur Betreuung der Enkel übergehen, sondern wünscht sich mehr Raum für den eigenen Beruf oder für persönliche Hobbies. Es kann aber auch vorkommen, dass – weitgehend unabhängig vom eigenen Alter und von äußeren Veränderungen – eine bestimmte Situation einfach keine neuen Entwicklungsmöglichkeiten mehr bietet und sich deswegen irgendwann überlebt anfühlt.

> **Beispiel**
>
> Frau Bauer hat in ihrem Beruf viel erreicht. Als gelernte Betriebswirtin leitet sie eine Abteilung in einem international tätigen, mittelständischen Unternehmen. Nach einigen Jahren sieht sie auf ihrer bisherigen Stelle keine Entwicklungsmöglichkeiten mehr. Anfangs genießt sie die relative Ruhe, die die Routine ihr bietet. Nach einiger Zeit aber beginnt sie sich zu fragen, ob das nun alles gewesen sein soll. Zufällig kontaktiert sie ein Headhunter, der eine Führungskraft für eine äußerst verantwortungsvolle Stelle im Ausland sucht. Frau Bauer ist sehr interessiert: Die neue Stelle wäre mit neuen Gestaltungsmöglichkeiten und neuen Entwicklungsmöglichkeiten für sie selbst verbunden. Und von einem Auslandsaufenthalt hat sie schon lange geträumt. Andererseits wäre es jetzt vielleicht auch an der Zeit, sich mehr um ihre Leidenschaft, die Musik, zu kümmern. In welche Richtung will sie sich weiterentwickeln?

Der Wunsch sich weiterzuentwickeln, den Frau Bauer erlebt, passt gut zu einer Beobachtung Schellings. Der nämlich sieht in uns allen einen Willen am Werk, unsere Fähigkeiten und Eigenschaften auszubilden und unsere Kräfte wirksam werden zu lassen (Schelling 1993, S. 14). Einen solchen Impuls kann man bei Kindern besonders gut beobachten. Wieder und wieder wird ein Kind z. B. versuchen, die ersten Schritte zu tun. Wieder und wieder wird es hinfallen. Aber aufgeben wird es nicht. Deutlich wird dieses Verlangen manchmal aber auch im Alter, wenn kein wirtschaftlicher Zwang uns mehr dazu drängt, etwas zu lernen. Dennoch beginnen viele ältere Menschen, bisher vernachlässigte Interessen und Begabungen zu entfalten und Neues zu lernen.

10.1.2 Überwinden Sie Ihre Vergangenheit

Unser Wille zur Selbstentfaltung kann, wenn wir ihm folgen, zum Schrittmacher unseres Lebens werden. Er nämlich drängt uns dazu, Altes hinter uns zu lassen und Neues zu verwirklichen. Eben dadurch erschaffen wir echte Zukunft, d. h. eine Zukunft, die mehr ist als die Fortsetzung der Vergangenheit. Wenn wir diesem Willen hingegen nicht folgen, beginnt unser Leben zu stagnieren. Anstatt unsere Vergangenheit zu überwinden, verharren wir in ihr.

> **Beispiel**
> Herr Pau führt ein Familienunternehmen und es wäre Zeit, seiner Tochter, die den Betrieb erben wird, die Hauptverantwortung zu übertragen. Er aber kann sich, verständlicherweise, nicht recht von seiner Rolle verabschieden und zögert die Übergabe jedes Jahr noch etwas hinaus. Nun droht die Tochter damit, die Firma zu verlassen, und auch gesundheitlich wäre es sinnvoll, kürzer zu treten. Herrn Pau aber fällt dieser Schritt auch jetzt noch schwer. Ihm stellt sich die Frage, was jetzt noch kommt und wie er leben soll, mit weniger oder gar ohne Verantwortung im Betrieb.

Herr Pau wird vom Lauf der Zeit und von äußeren Anlässen zu Veränderungen gedrängt. Wenn es schlecht läuft, zieht er sich einfach mehr oder weniger widerwillig zurück und trauert anschließend dem vergangenen Lebensabschnitt hinterher. Vielleicht kann diese Situation aber auch einen Anlass liefern, bewusst und mit Entschiedenheit ein neues Kapitel aufzuschlagen und neue Lebensmöglichkeiten zu entdecken. Herr Pau z. B. war schon lange politisch interessiert und kandidiert bei der nächsten Lokalwahl für den Stadtrat. Gleichzeitig verbringt er mehr Zeit mit seiner Frau und seinen Freunden.

10.1.3 Nutzen Sie die Vergangenheit

Das, was wir in jedem Entwicklungsschritt in unserem Leben hinter uns lassen, ist damit nicht einfach aus und vorbei. Oft können früher erworbene Fähigkeiten und Erfahrungen in einem neuen Lebenszusammenhang in neuer Weise fruchtbar gemacht werden. Herr Pau z. B. verfügt über Erfahrungen und Fähigkeiten, die ihm auch in seiner neuen politischen Tätigkeit nutzen können. Möglicherweise muss er da oder dort neue Kompetenzen ausbilden und alte der neuen Lage anpassen, aber er kann zugleich auf etwas aufbauen, was er schon mitbringt.

10.1.4 Überschreiten Sie sich selbst

Dieser Wille, der uns zur Selbstentfaltung drängt, fordert uns nicht einfach auf, irgendwelche beliebigen Anlagen zu entwickeln, unabhängig davon, ob sich diese gut in unser Leben und in die Welt einfügen. Dieser Wille geht im Gegenteil auf die Verwirklichung von Zielen, die wir als gut anerkennen können. Das kann z. B. bedeuten, dass wir unsere Gaben im Zusammenleben mit anderen Menschen fruchtbar werden lassen. In der Sprache von Max Scheler (Kap. 6) und Viktor Frankl (Kap. 8) könnte man sagen, er fordert uns auf, die Werte in der Welt zu verwirklichen, die uns am Herzen liegen, oder den Aufgaben gerecht zu werden, die das Leben uns stellt. Man könnte auch von einer innere Stimme oder einem inneren Wissen sprechen, das uns sagt, was jetzt in uns und durch uns leben und wirklich werden will (Kap. 4) Schelling gibt dem Willen zur Entfaltung unserer Anlagen übrigens einen Namen, der diese Aspekte gut ausdrückt. Er nennt ihn Liebe. Wer liebt, der bleibt nicht einfach in seiner Welt gefangen, sondern öffnet sich einem anderen Menschen, geliebten Gegenstand oder neuen Seiten seiner selbst. Man könnte auch sagen, er überschreitet sich selbst auf etwas Neues hin, das er als wertvoll ansehen kann. Genau durch diesen Schritt über sich selbst und sein bisheriges Leben hinaus, entwickelt er auch neue Eigenschaften und Fähigkeiten.

Fragen

Diese Fragen können Sie dabei unterstützen, mögliche Veränderungen im eigenen Leben aktiv anzugehen und anstehende Entwicklungsschritte zu erkennen. Natürlich gibt es auch hier Überschneidungen zu früheren Kapiteln. Wählen Sie die Fragen aus, die Sie ansprechen.

1. Gibt es Fähigkeiten und Bedürfnisse, denen Sie schon lange mehr Zeit und Aufmerksamkeit widmen wollen?
2. Haben Sie das Gefühl, dass Ihr Leben in unstimmiger Weise stagniert?
3. Werden Sie von anderen zu Veränderungen gedrängt? Teilen Sie deren Ideen?
4. Sind andere vielleicht an Ihnen vorbeigezogen, so dass Sie nicht mehr recht in Ihr Umfeld passen?
5. Wann fand eigentlich die letzte größere Veränderung in Ihrem Leben statt? Wird es Zeit für eine neue? Oder leben Sie lieber noch ein wenig so weiter wie bisher?
6. Welche Ihrer bisherigen Erfahrungen und Fähigkeiten wollen und können Sie in einem neuen Lebensabschnitt sinnvoll einsetzen?

10.2 Opfern Sie sich auf?

Im letzten Abschnitt hatte ich gesagt, dass Selbstentfaltung für Schelling auch beinhaltet, dass wir uns selbst, unsere unmittelbaren Interessen und unsere jeweilige Lebenssituation überschreiten, um etwas Neues leben zu können. Man kann diese Bewegung als Selbstüberschreitung bezeichnen. Bei Max Scheler (Kap. 6), Martin Buber (Kap. 7) und Viktor Frankl (Kap. 8) hatten wir ganz ähnliche Ideen gefunden. Nun ist dieser Gedanke nicht ganz ungefährlich. Wie schnell führt er zu moralischem Perfektionismus! Und wie leicht kann man in eine geradezu unmenschliche Strenge hineingeraten! Und wie sehr scheint es nahe zu legen, sich für andere aufzuopfern.

Beispiel

Frau Gärtner ist seit 20 Jahren mit einem Mann verheiratet, der sich immer wieder bis zur Besinnungslosigkeit besäuft. Außerdem macht er sie immer wieder vor anderen schlecht. Und doch betrachtet sie es als ihre Aufgabe, bei ihm zu bleiben und ihm zu helfen. Schließlich ist er ja in manchen Momenten so ein liebevoller Mensch – oder könnte es doch sein. „Ich kann ihn ja auch nicht alleine lassen?" Insgeheim hofft Frau Gärtner, sie könnte diese liebenswerte Seite aus ihm „herauslieben".

Wenn Frau Gärtner Schelers Ansichten über die Liebe hören würde (Abschn. 7.4), dann könnte sie ihn genau in diesem Sinne missverstehen. Sie würde sich dann bestätigt fühlen, dass es genau darum geht, die schönen Seiten ihres Mannes durch ihre Liebe freizulegen. Ich persönlich würde sie gerne fragen, ob ihre Macht wirklich so groß ist. Und ich würde sie fragen, ob sie ihre eigenen Gefühle und Bedürfnisse überhaupt wahrnimmt. Vielleicht ist sie ja sogar ein bisschen zornig (Abschn. 4.5).

Wie dem auch sei, hier ist mir nur wichtig, dass ich mit Selbstüberschreitung gerade nicht meine, man solle die eigenen Gefühle und Bedürfnisse, den eigenen Blick auf die Situation zugunsten eines Ideals von Liebe, Friede oder Harmonie opfern. Es geht mir nicht um moralischen Perfektionismus, sondern darum, genau und nüchtern hinzuschauen, auf die Situation und auf die eigenen Gefühle, Bedürfnisse und Werte. Wer in diesem Sinne scheinbar moralische Forderungen, wie sie Frau Gärtner empfindet, von dem unterscheidet, was sich ihm im wirklichen Kontakt mit sich selbst bzw. der jeweiligen Situation als stimmig zeigt, der kann auch eine weitere Falle umgehen: Stellen Sie sich jemanden vor, der sich so sehr für den Erhalt der Natur engagiert, dass er sich selbst die meisten Genüsse verbietet, die seine Mitmenschen bedenkenlos genießen: keine Flüge, kaum Autofahrten, keine modische Kleidung, keine tierischen Produkte. Sicher kann man so leben aus vollem Herzen und ohne sauertöpfisch zu werden. Das geht aber nur dann, wenn dieser Verzicht keine Forderung des Über-Ichs oder des inneren Kritikers ist (Abschn. 4.4 und 5.3), sondern die lebendige und authentische Antwort eines Menschen auf die Zerstörung der Natur, die er – oder sie – unerträglich findet und unter Umständen tatsächlich am eigenen Leib wahrnimmt. Wer so empfindet, der will und kann unter Umständen gar nicht anders als sein Leben umzustellen. Und der wird es auch – bei allem Verzicht – ohne Missmut tun können.

Wie leicht aber schleicht sich hier eine falsche Note ein! Wie leicht fängt man dann an, säuerlich oder bitter zu werden! Dann aber scheint es sinnvoll zu sein, sich selbst mehr Sinneslust, mehr Unbedenklichkeit und vor allem mehr Selbstliebe zu gönnen. Und man mag sich vor Augen führen, dass es nicht darum gehen kann, sozusagen auf Teufel komm raus, ein perfektes Leben zu führen. Es geht nicht um Perfektion, sondern darum, sich selbst treu zu bleiben und das zu leben, was sich jetzt in aller Bescheidenheit als stimmig zeigt. Wenn ich vorbehaltlos auf meine Lebenssituation schaue, wird sich mir immer wieder erneut zeigen, was hier und jetzt ansteht. Dabei wird es mal darum gehen, persönliche Bedürfnisse zu befriedigen und eigene Interessen durchzusetzen, mal wird es darum gehen, Werte und Aufgaben in der Welt zu verwirklichen. Und manchmal wird es sogar darum gehen, etwas zu tun, das einem regelrecht zuwider ist, weil die Situation es von einem fordert. Oft zeigen sich dann Lösungen, mit denen wir nicht gerechnet haben. Und manchmal scheitern wir oder machen Fehler. So leidenschaftlich wir also die Lösungen und das Gelingen suchen, so sehr gilt es, ein mögliches Scheitern und unsere Unvollkommenheiten zu akzeptieren.

10.3 Das Wichtigste zusammengefasst

In unserem Leben stehen wir immer wieder vor der Notwendigkeit, ein neues Kapitel aufzuschlagen und neue Seiten unserer selbst zu entfalten. Diese Notwendigkeit ergibt sich nicht nur aus äußeren Umständen. Ihr entspricht auch ein innerer Wille, der uns immer wieder zu neuen Entwicklungsschritten drängt. In diesen Entwicklungsschritten müssen wir unter Umständen liebgewordene Gewohnheiten und vertraute Lebensumstände hinter uns lassen, um neue Schritte gehen zu können. Dabei können wir allerdings häufig alte Fähigkeiten und Eigenschaften in unsere neue Lebensphase einpassen und nutzen. In den Übergängen von der einen zu einer anderen Phase geht es häufig nicht darum, einfach Fähigkeiten oder Eigenschaften um ihrer selbst willen zu entwickeln. Häufig geht es vielmehr darum, dass wir in einer neuen Phase neue Werte verwirklichen und neue Aufgaben angehen können, die auch anderen zu Gute kommen.

Literatur

Schelling F (1993) Die Weltalter Fragmente In den Urfassungen von 1811 und 1813. In: Schröter M (Hrsg) Schellings Werke, Nachlaßband, 4. Aufl. Beck'sche Verlagsbuchhandlung, München

11

Vom Umgang mit der Angst

Inhaltsverzeichnis

11.1	Angst als Motiv des Selbstverlusts	112
	11.1.1 Fürchten Sie sich vor Ablehnung?	112
	11.1.2 Haben Sie Angst vor der Freiheit?	113
	11.1.3 Haben Sie Angst zu scheitern?	114
	11.1.4 Haben Sie Ihr Leben in der Hand?	114
11.2	Selbstverlust als Mittel gegen die Angst	115
11.3	Vertrauen – nur worauf?	116
	11.3.1 Schauen Sie der Angst ins Auge	117
	11.3.2 Frieden hinter der Angst	117
	11.3.3 Frieden – mit oder ohne Religion	118
	11.3.4 Gründe zu vertrauen	119
	11.3.5 Freiheit trotz Angst	120
11.4	Das Wichtigste zusammengefasst	120
Literatur		121

> In diesem Kapitel geht es um ein Gefühl, das uns mehr als jedes andere daran hindert, ein authentisches und selbstbestimmtes Leben zu führen. Es geht um die Angst, die sich dann einstellt, wenn wir uns auf den Weg machen, mehr als bisher wir selbst zu werden. Natürlich finden Sie auch Ideen zu der Frage, wie es Ihnen gelingen kann, trotz der Angst ein authentisches und selbstbestimmtes Leben zu führen.

11.1 Angst als Motiv des Selbstverlusts

Ich weiß nicht, mit welchen Gefühlen Sie den Text bis hierher gelesen haben. Vielleicht haben Sie da oder dort Erleichterung gespürt. Vielleicht aber haben Sie auch an der ein oder anderen Stelle Angst empfunden. Das wäre verständlich. Denn der Weg dahin, mehr als bisher wir selbst zu sein, ist damit verbunden, dass wir unsere bisherigen Ideale, Selbstbilder, Verhaltensweisen und Lebensumstände in Frage stellen. Das aber ängstigt uns. Angst ist auch die Triebfeder, die hinter den verschiedenen von Kierkegaard beschriebenen Formen des Selbstverlusts steht (Kap. 1 und 2). Sie alle stellen letztlich Strategien dar, unser Leben in den Griff zu bekommen. Wovor genau aber haben wir Angst? Oder anders gefragt, welche Art von Angst hindert uns daran, authentisch und selbstbestimmt zu leben?

11.1.1 Fürchten Sie sich vor Ablehnung?

Viele von uns befürchten, von anderen abgelehnt zu werden und einsam zu sein, wenn sie ihren eigenen Weg gehen. Eine solche Angst haben wir vermutlich alle. Denn wir alle sind für unser Überleben und unser Wohlbefinden auf andere angewiesen. Wie gehen Sie mit der Angst vor Ablehnung und Einsamkeit um? Was tun Sie, um von anderen akzeptiert oder gemocht zu werden? Vielleicht leben Sie ja in dem ein oder anderen Punkt so, wie ich es in Kap. 1 und 2 beschrieben habe.

Kann es z. B. sein, dass Sie sich manchmal anpassen, um von anderen nicht zurückgewiesen zu werden (Kap. 1)? Vielleicht ist Ihre Angst vor der Meinung der anderen sogar so groß, dass Sie in manchen Dingen wie unter einem Zwang stehen, dieses oder jenes zu tun oder zu lassen (Abschn. 1.2). Oder gehören Sie zu den Menschen, die versuchen, ihr Leben durch eigene Stärke in den Griff zu bekommen (Abschn. 2.2)? Versuchen Sie vielleicht, den Blick der anderen auf Ihr Leben zu kontrollieren, indem Sie ihnen imponieren – durch Ihre Erfolge, Ihr Durchsetzungsvermögen, Ihre sexuellen Eroberungen oder Ihren Lebensstil? Oder geben Sie sich in der ein oder anderen Weise unangreifbar? Signalisieren Sie den anderen vielleicht eine Einstellung wie „mir könnt Ihr nichts und was Ihr denkt, ist mir egal"? Eine solche Einstellung können Sie, wenn Sie wollen, mit Kraft und Trotz nach außen tragen (Abschn. 2.2). Sie können aber in etwa dasselbe sagen, indem Sie still und resigniert durchs Leben gehen. Wenn Sie jemand zurückweist oder enttäuscht, haben Sie damit ohnehin schon gerechnet (Abschn. 2.3). Sie können der

Angst vor Zurückweisung aber auch entfliehen, wenn Sie sich in fiktive Welten (Abschn. 2.1) retten und sich ausmalen, wie die anderen Sie bewundern, wenn Sie dieses oder jenes leisten oder verwirklichen. Die Furcht, von anderen abgelehnt zu werden, kann also verschiedene Formen des Selbstverlusts motivieren. Aber ist diese Furcht der Hauptgrund dafür, dass wir häufig wenig authentisch und fremdbestimmt leben? Ich denke nein.

11.1.2 Haben Sie Angst vor der Freiheit?

Neben der Furcht, zurückgewiesen zu werden, ist noch eine weitere Angst am Werk, die uns davon abhält, wir selbst zu werden. Wenn wir uns nämlich genau beobachten, dann entdecken wir in uns eine Angst, die sich auf nichts Konkretes bezieht. Sie ist da, ohne dass wir uns vor etwas fürchten, das wir irgendwie klar identifizieren und benennen könnten. Man könnte auch von einer ganz vagen Lebensangst sprechen, die unter anderem von Sören Kierkegaard beschrieben worden ist. Dass diese Angst so unbestimmt und scheinbar grundlos zu sein scheint, liegt daran, dass sie sich tatsächlich nicht auf ein konkretes Ereignis bezieht. Wir ängstigen uns nicht vor dieser oder jener Gefahr, sondern vor unserer Freiheit (Kierkegaard 2002, S. 40 ff.). Das klingt zunächst absurd. Wir alle wünschen uns doch, möchte man meinen, möglichst viel Freiheit. Nun, das mag für bestimmte Bereiche in unserem Leben gelten, in denen wir uns mehr Bewegungsspielraum wünschen. Dennoch hat Kierkegaard m. E. recht, dass die Freiheit als solches uns ängstigt. Zur Freiheit nämlich gehört etwas Abgründiges: In dem Maße, in dem ich mich als frei erkenne, verschwinden zunächst einmal die beruhigenden Notwendigkeiten und Selbstverständlichkeiten meines Lebens. So sehr ich z. B. meinen Partner liebe, ich könnte auch jemand anderen lieben. Vielleicht würde mich jemand anders noch mehr begeistern? Vielleicht würde ein anderer Mann oder eine andere Frau noch besser zu mir passen? Und so sehr mein Beruf meinen Neigungen und Talenten entspricht, ich könnte auch einen anderen ausüben. Oder so sehr ich von meiner Religion oder meinem politischen Standpunkt auch überzeugt bin, vielleicht haben ja doch die anderen Recht? Zumindest ein kleines bisschen? Freiheit also bringt eine ganz fundamentale Unsicherheit mit sich.

Sicher, ich kann diese Freiheit nutzen, mich zu fragen, was mir wirklich wichtig ist. Und ich kann sie nutzen, aufrichtige Beziehungen zu Menschen aufzubauen, die mir am Herzen liegen. Das ändert aber nichts daran, dass ich in allen Fragen des Lebens stets auch anders entscheiden könnte.

11.1.3 Haben Sie Angst zu scheitern?

Diese Unsicherheit wird noch größer, wenn uns bewusst wird, dass eines zur Freiheit immer dazu gehört: die Möglichkeit zu scheitern. Und wichtiger noch: Weil wir frei sind, liegt ein Scheitern immer auch an uns. Wir können es nicht einfach anderen in die Schuhe schieben. Obendrein scheitern wir u. U. nicht nur mit unserem persönlichen Plan vom Glück, sondern auch an etwas, das uns vielleicht noch viel wichtiger ist, nämlich daran, ein sinnvolles Leben zu führen, das heißt ein Leben zu leben, das wir grundsätzlich bejahen und gutheißen können. Kierkegaard erzählt eine etwas phantastische Geschichte, die diese unvermeidliche Gefährdung unseres Lebens durch uns selbst gut erläutert: Ein Mann in Indien hat sich einen konsequenten und sicheren Lebensplan zurechtgelegt. Dieser Lebensplan erlaubt ein Maximum an Kontrolle und genügt sicher den höchsten ethischen und religiösen Maßstäben seiner Kultur. Er ist nämlich Einsiedler geworden. Mit seinen asketischen Übungen hat er es inzwischen soweit gebracht, dass er nur noch von Tau leben kann. Als er aber eines Tages in eine nahe Stadt wandert, probiert er ein Gläschen Wein, und dann noch eins und noch eins – und verfällt schließlich der Alkoholsucht (Kierkegaard 2002, S. 143). In seinem Versuch, sein Leben durch Askese in den Griff zu bekommen und ein gutes Leben zu führen, ist er an sich selbst und an seiner Freiheit, auch anders zu können, gescheitert.

Aber selbst, wenn unser Leben äußerlich gesehen gelingt, können wir immer noch daran zweifeln, ob wir richtig leben oder gelebt haben. Ein gutes Beispiel für einen solchen Zweifel findet man gegen Ende der Autobiographie Nelson Mandelas. Der Mann hat doch alles richtig gemacht, mögen viele denken. Mandela selbst aber fragt sich, ob er über all das politische Engagement seine eigene Familie nicht zu sehr vernachlässigt habe. War sein Weg wirklich richtig? Man kann sich leicht vorstellen, dass ihn diese Fragen schon am Anfang seines Engagements gequält haben (Mandela 1994, S. 833 f.).

11.1.4 Haben Sie Ihr Leben in der Hand?

Zu dieser Unsicherheit, ob wir richtig leben oder nicht, kommt noch die Tatsache, dass auch die wichtigsten Dinge in unserem Leben von unzähligen Zufällen abhängen: Hätte ich damals jene Fortbildung nicht besucht, hätte ich meine Frau vermutlich nie getroffen. Hätte ich damals dieses Jobangebot nicht ausgeschlagen, dann…. Und ein Mensch, der einige hundert Kilometer weiter südlich, etwa in Syrien geboren ist, hat unter Umständen die Wahl zwischen Bürgerkrieg und Flucht. Ich hingegen sitze gerade im warmen Wohnzimmer mit einem Glas Wein in der Hand und diskutiere mit Freunden die Lage der Weltpolitik. Dass ich es so bequem habe, er hingegen vor einer solchen Entscheidung steht, ist purer Zufall, sonst nichts.

11.2 Selbstverlust als Mittel gegen die Angst

Angesichts der Möglichkeit des Scheiterns und der Zufälligkeit aller Lebensumstände ist es jedenfalls mehr als verständlich, dass wir unserer Freiheit gerne ausweichen. Die verschiedenen Formen des Selbstverlusts, die ich oben in Anlehnung an Kierkegaard geschildert habe, können entsprechend auch als verschiedene Wege verstanden werden, sich vor dieser Angst zu schützen. Die Angepasstheit (Abschn. 1.1) etwa liefert eine scheinbare Sicherheit, indem sie unsere Freiheit verdeckt durch die Regeln und Üblichkeiten des alltäglichen Miteinanders. Aus der existentiellen Freiheit des Menschen werden die vielen kleinen Freiheiten und Wahlmöglichkeiten, die beruhigend eingerahmt werden durch unser vertrautes Lebensgehäuse aus Gewohnheiten und Ansichten, aus Arbeit, Freizeit, Freundschaften und Familie. Ja selbst der quälende Zwang unserer – wenigstens teilweise selbst geschaffenen – Notwendigkeiten fühlt sich sicherer und damit möglicherweise erträglicher an als die offene Weite unserer Freiheit (Abschn. 1.2). Aber auch die anderen Formen des Selbstverlusts stellen, wie gesagt, Formen der Angstvermeidung dar. Anstatt mein Leben wirklich zu leben und die Angst auszuhalten, die mit meiner Freiheit einhergeht, kann ich etwa in ein phantasiertes Bild meiner selbst und meines Lebens flüchten (Abschn. 2.1). Oder ich kann mir einen Lebensplan zurechtlegen, alle Zweifel unterdrücken, und dann versuchen, das Leben zu zwingen, meinen Vorstellungen zu folgen (Abschn. 2.2). Während ich mich in den ersten zwei Fällen also passiv an die Umstände ausliefere bzw. ich mich als ausgeliefert erlebe, kann ich im dritten Fall Erfüllung und Stärke phantasieren, ohne sie an der Realität zu messen. Im vierten Fall identifiziere ich mich soweit mit der Stärke, die ich vor mir und anderen demonstriere, dass mir meine Angst nicht mehr zu Bewusstsein kommt. Aber auch wenn ich melancholisch resigniere, mache ich mich ein Stück weit unangreifbar: Ich habe mit Scheitern und Sinnlosigkeit ja immer schon gerechnet (Abschn. 2.3).

Nach Kierkegaard müssen wir zugeben, dass all diese Strategien letztlich auf uns selbst zurückgehen. Wir halten uns an unsere bewährten Mittel der Angstvermeidung, anstatt frei und bewusst mit den Begrenzungen und Möglichkeiten unseres Lebens umzugehen. Dass wir die Angst zu vermeiden suchen, ist zwar psychologisch verständlich, aber nicht notwendig. Wir verlieren uns selbst – aus freien Stücken (Kierkegaard 2002, S. 40 ff.). Wenn wir uns selbst verlieren, verlieren wir auch unsere eigentliche Freiheit aus den Augen.

> **Fragen**
>
> Mit Hilfe der folgenden Fragen können Sie mehr Klarheit darüber gewinnen, wie die Angst Sie daran hindert, Sie selbst zu sein. Das aber kann befreiend wirken: Wenn Sie genauer wissen, welche Ängste Sie empfinden und wie diese Ihr Leben beeinflussen, können Sie sich unter Umständen leichter von der Angst distanzieren. Weitere Ideen zum Umgang mit der Angst folgen im nächsten Abschnitt.
>
> 1. Wie würden Sie leben, wenn Sie sich ganz sicher sein könnten, dass die anderen Sie achten und akzeptieren, egal was Sie tun?
> 2. Stellen Sie sich bitte möglichst plastisch vor, wie es wäre, Ihr Leben ganz anders zu leben als bisher, d. h. so wie es Ihren Werten, Bedürfnissen und Fähigkeiten entspricht. Fragen Sie sich nun, welche Gefühle diese Vorstellung auslöst. Ist da nur Freude oder auch noch etwas anderes?
> 3. Stellen Sie sich auch vor, Sie würden sich einem Menschen, der Ihnen wichtig ist, ganz öffnen. Wie würde sich das anfühlen?
> 4. Kennen Sie Momente, in denen Sie sich ängstigen, ohne zu wissen, wovor Sie sich fürchten?
> 5. Wie vermeiden Sie Ihre Angst? Und welche der von Kierkegaard beschriebenen Strategien gegen die Lebensangst (Kap. 2 und 3) wenden Sie hauptsächlich an? Wie sähe Ihr Leben aus, wenn Sie diese Strategie aufgeben könnten?

11.3 Vertrauen – nur worauf?

Wenn wir authentisch und selbstbestimmt leben wollen, dann müssen wir der Angst in uns so begegnen können, dass sie uns nicht beherrscht. Denn nur dann können wir neben der Stimme der Angst auch die leiseren Stimmen hören, die uns sagen, was uns wirklich am Herzen liegt. Nur wenn wir innerlich halbwegs ruhig und gelöst sind, können wir spüren, was wir wirklich wollen und was uns wirklich wichtig ist. Irgendwie also müssen wir uns – wenigstens ein Stück weit – aus den Verkrampfungen der Angst befreien. Wie kann das gelingen? Nun, wenn Angst das Problem ist, dann könnte Vertrauen die Lösung sein. Anders als der Mut, der uns vielleicht als erstes einfällt, wenn wir ein Mittel gegen die Angst suchen, setzt Vertrauen nicht so sehr auf Disziplin und Anstrengung wie der Mut. Es erlaubt uns vielmehr, gelassen und vielleicht sogar entspannt und zuversichtlich zu bleiben. Nur, worauf vertrauen Sie? Was gibt Ihnen Sicherheit im Leben? Und was davon ist wirklich verlässlich?

11.3.1 Schauen Sie der Angst ins Auge

Kierkegaard schlägt uns einen Weg vor, der zu Vertrauen führen kann. Er rät uns nämlich, vor der Angst nicht mehr davon zu laufen. Sinnvoller ist es, sich umzudrehen und ihr ins Auge zu schauen. Genauso gehen etwa Logotherapie und Verhaltenstherapie mit konkreten Ängsten und Angststörungen wie etwa der Platzangst um. Allerdings will Kierkegaard diese Methode nicht nur auf diese oder jene konkrete Angst anwenden. Ihm geht es ja um die grundlegende Angst vor unserer Freiheit, die zu uns als Menschen gehört, egal, wie unser Leben verlaufen ist. Kierkegaards Vorschlag läuft darauf hinaus, dass wir uns dieser Angst auf radikale Weise stellen (Kierkegaard 2002, S. 141 ff.). Dazu müssen wir uns deutlich machen, dass das Schlimmste zu jedem Zeitpunkt eintreten kann. Das heißt, wir machen uns klar, dass unser Plan von einem gelingenden Leben jederzeit und total scheitern kann. Dazu gehört auch die Einsicht, dass all unsere ausgeklügelten Sicherungsstrategien keine letzte Sicherheit bieten. Wenn wir uns ohne Seil und doppelten Boden der Angst aussetzen und uns immer klarer machen, dass es letztlich keine Sicherheit gibt, dann kann es uns paradoxerweise passieren, dass wir freier werden von der Angst. Ein solcher Mensch spüre, so Kierkegaard, eine Leichtigkeit, die stärker ist als das „Entsetzliche des Lebens" (Kierkegaard 2002, S. 144).

11.3.2 Frieden hinter der Angst

Ich erinnere mich gut an den Moment, als ich diesen Vorschlag zum ersten Mal gelesen habe. Ich fand ihn sehr einleuchtend, und doch habe ich mich gefragt, ob das denn praktisch geht. Im Laufe der Jahre aber habe ich immer mehr geübt, vor meinen Gefühlen – also auch der Angst – immer weniger wegzulaufen, sie auszuhalten, ja sie direkt anzuschauen. Natürlich ist das kein Prozess, der irgendwann einmal abgeschlossen wäre. Je mehr ich aber übte, mich der Angst zu stellen, desto öfter konnte ich bemerken, dass sich nach oder auch neben ihr ein innerer Friede einstellt, der ein tiefes Vertrauen einschließt. Die Erfahrung dieses Vertrauens wiederum macht es mir leichter, mich das nächste Mal der Angst zu stellen. Eigenartigerweise vertraue ich dabei eben nicht darauf, dass irgendetwas gut ausgeht. Dieses Vertrauen schließt im Gegenteil ein, dass alles ganz übel ausgehen könnte. Und doch ist da ein Stück Frieden.

> **Übung**
>
> Wenn Sie Kierkegaards Vorschlag in die Tat umsetzen wollen, kann es sinnvoll sein, in Schritten vorzugehen. Vermutlich können wir uns den totalen Verlust all unserer Sicherheiten kaum vorstellen. Sie können sich aber immer wieder einfühlen in die Frage, wie es wäre, eine einzelne der vielen Sicherheiten in Ihrem Leben zu verlieren: Wie wäre es, wenn meine Freunde mich ablehnen, ich meine Heimat oder meinen Job verlieren oder mein Partner mich verlassen würde? Oder wie wäre es, wenn ich einmal nicht angepasst wäre? Oder wenn ich einmal aufhören würde, die starke Frau oder den starken Mann zu spielen?
>
> Wenn Sie diese Übung machen wollen, dann setzen Sie sich einfach ruhig und bequem hin, atmen Sie ein paarmal tief ein und aus und lassen Sie den Atem dann von selbst fließen. Und dann spüren Sie, welche Gefühle sich einstellen. Lassen Sie diesen Gefühlen Raum, betrachten Sie sie in Ruhe und warten Sie einfach ab. In der Regel werden die Gefühle nach einer Weile schwächer und machen nach einer Weile einer gewissen Ruhe Platz. Und vielleicht spüren Sie etwas mehr Vertrauen und Zuversicht. Sie können die Übung natürlich jederzeit abbrechen, wenn Sie nicht mehr mögen oder die Gefühle zu stark werden. Grundsätzlich sollten Sie diese Übung nur durchführen, wenn Sie zur Zeit psychisch stabil und in guter Verfassung sind.

11.3.3 Frieden – mit oder ohne Religion

Der Friede, der sich einstellt, wenn wir unsere Sicherheiten loslassen und die Angst eine Weile aushalten, kommt unter Umständen ohne jede religiöse oder metaphysische Gestalt aus. Er ist einfach da und sich selbst genug. Für viele aber – Kierkegaard eingeschlossen – hat dieser Frieden einen religiösen Charakter und kann deswegen gut auch als Glaube bezeichnet werden. Mit Glauben ist hier natürlich weniger das Für-wahr-halten einer Reihe von Lehrsätzen gemeint, sondern die Erfahrung einer lebendigen Beziehung zu einem persönlichen, berührbaren Gott. Andere wiederum erleben diesen Frieden so, dass sie vom Grund der ganzen Wirklichkeit getragen sind, ja mit ihm eins werden. Welche Form dieses Erleben auch annimmt, immer bedeutet es eine Form von Frieden und Vertrauen. Die Macht der Angst schwindet. In dem Maße aber, in dem jemand sich als angenommen oder sich mit der ganzen Wirklichkeit verbunden fühlt, oder einfach das beschriebene grundlose Vertrauen empfindet, ist er auch frei, sein Leben zu wagen. Zwar ist es nicht unwichtig, wie er dann lebt, aber ein Scheitern ist nicht mehr total. Schließlich fühlt er sich getragen und bejaht. Dann fällt es auch leichter zu akzeptieren, dass das Gelingen des eigenen Lebens nicht in seiner Hand liegt. Denn die schlechte Alternative von Kontrolle einerseits und Ausgeliefertsein an den blinden Zufall andererseits ist im Vertrauen – wenigstens teilweise und für diesen Moment – überwunden. Soweit jemand Vertrauen hat, erlebt er sich nämlich als irgendwie aufgehoben und beruhigt. Und so kann er innerlich loslassen und das eigene Leben beherzt angehen.

> **Übung**
> Mit Hilfe der folgenden Übung können Sie sich diesem Frieden ein wenig nähern und mehr darüber hinausfinden, wie Ihr Leben aussehen könnte, wenn Sie mehr vertrauen würden. Setzen Sie sich für diese Übung wieder bequem hin, atmen Sie einige Male tief ein und aus und entspannen Sie sich. Und wenn Sie soweit sind, dann lassen sich Bilder und Einfälle kommen zu der Frage: „Was wäre, wenn ich mehr als bisher vertrauen könnte … ". Lassen Sie sich überraschen, was sich in Ihnen und vor Ihrem inneren Auge einstellt.

11.3.4 Gründe zu vertrauen

Worauf aber können wir vertrauen, wenn wir solche Erfahrungen nicht gemacht haben – oder sie aus welchem Grund auch immer ablehnen? Worauf können wir dann hoffen? Vertrauen können wir auf die Möglichkeit, immer wieder Wertvolles und Lebenswertes in der Welt entdecken zu können (Kap. 6). Vertrauen können wir auch auf die Erfahrung Viktor Frankls, dass wir im Leben immer wieder Sinn entdecken können: in der Schönheit eines Berges, dem gemeinsamen Lachen mit anderen Menschen, dem Einsatz für eine Sache, von der wir überzeugt bin, oder in einer guten inneren Einstellung zu den schönen und hässlichen Seiten des Lebens (Kap. 8). Und auch darauf können wir doch wenigstens hoffen: dass selbst in aussichtsloser Lage noch sinnvolles Leben möglich ist. Manchmal ist es sogar gerade das Scheitern, das uns wachsen lässt. Vielleicht kann auch der Asket aus dem oben genannten Beispiel verändert aus seinem Alkoholismus hervorgehen. Man könnte sich z. B. gut vorstellen, dass er durch eine solche Erfahrung des eigenen Scheiterns weicher und nachsichtiger wird – mit sich selbst und mit anderen.

Vertrauen können wir auch auf unseren inneren Reichtum, die Fähigkeit unserer Seele, immer wieder Ideen, Ahnungen, Kräfte lebendig werden zu lassen, die uns zeigen, wie Leben gelingen kann (Kap. 5). Vertrauen – oder wenigstens hoffen – können wir auf unsere Fähigkeit, alte, beengende Einstellungen hinter uns zu lassen und eine neue innere Freiheit und neue Kraft zu entdecken. Vertrauen können wir aber auch darauf, dass wir anderen Menschen wirklich verbunden sind, oder wenigstens grundsätzlich fähig sind, eine solche Verbundenheit zu erleben und uns auf sie einzulassen, nicht immer, aber immer wieder (Kap. 7).

11.3.5 Freiheit trotz Angst

Worauf immer wir im Einzelnen vertrauen oder hoffen, dieses Vertrauen führt dazu, dass die Macht der Angst über unser Leben ein wenig nachlässt. Wenn aber die Angst schwindet, dann werden wir freier, immer mehr wir selbst zu werden und die Formen des Selbstverlusts zu überwinden. In dieser Freiheit lassen wir unser Leben mit seinen Beschränkungen ein Stück weit hinter uns. Die Strategien, die uns Sicherheit geben sollen, verlieren dann an Bedeutung. Und wir brauchen auch an den begrenzenden Umständen unseres Lebens nicht festzuhalten. Wir brauchen sie aber auch nicht zu bekämpfen und uns in unseren Phantasien oder unserem Bild von Größe zu verrennen. Wir können uns stattdessen fragen, welche Möglichkeiten für uns wesentlich sind. Zugleich aber können wir innerlich freier zurückkehren in die Beengungen unseres Alltags und dort wirksam handeln. Wir können den Mut fassen, zu sehen und zu tun, was uns wichtig und geboten erscheint. Und zugleich können wir die konkreten Umstände unseres Lebens annehmen.

11.4 Das Wichtigste zusammengefasst

Die Angst, die uns daran hindert, unser eigenes Leben zu führen, hat zwei Gestalten: zum einen die Furcht, von anderen abgelehnt zu werden und zum anderen die Angst vor unserer Freiheit. Diese Ängste vermeiden wir, indem wir eine der vier Formen des Selbstverlusts anwenden, die ich in Kap. 2 und 3 beschrieben habe. Wer also authentischer und selbstbestimmter leben will, der muss sich seiner Angst stellen. Wer das tut, der wird erleben, dass die Macht der Angst schwindet. Nach und nach stellen sich – neben oder anstatt der Angst – Frieden und Vertrauen ein. Wer aber vertrauen kann, der kann eher spüren, welcher Weg zu ihm passt. Und der kann es eher wagen, diesen Weg auch zu gehen.

Literatur

Kierkegaard S (2002) Der Begriff Angst, 31. Aufl. Europäische Verlagsanstalt, Hamburg
Mandela N (1994) Der lange Weg zur Freiheit. S. Fischer, Frankfurt am Main

12

Schluss

> In den vorangegangenen Kapiteln habe ich ich viele Ideen vorgestellt, wie ein Leben jenseits der Masken gelingen kann. Auf den folgenden Seiten können Sie einen Überblick über den Gesamtzusammenhang dieser Ideen gewinnen. Dieser Zusammenhang kann hilfreich sein, wenn Sie sich selbst fragen, wo Sie gerade stehen und in welche Richtung Sie sich entwickeln wollen.

Die Antworten auf die Frage, was es denn wohl heißen könne, der zu werden, der man ist, führen immer weiter weg von den Formen des Selbstverlusts, die Sören Kierkegaard beschrieben hat (Kap. 1 und 2): Wenn wir uns daran machen zu erspüren, was wir wirklich fühlen, und uns so annehmen, wie wir gerade nun einmal sind, dann befreien wir uns von unbewusster Anpassung und vermeintlichen Zwängen. Wir lösen uns zugleich ein Stück von der Flucht in phantasierte Möglichkeiten oder von unseren Bildern persönlicher Größe und Macht. Wenn wir wollen und in die Tiefe gehen, entdecken wir Lebensmöglichkeiten, die wir bisher nicht wahrgenommen haben, und manchmal finden wir dort einen Grund, das Leben mit Zuversicht und Vertrauen zu leben (Kap. 11). Wir werden außerdem frei, im Dialog mit der Welt und mit uns selbst das zu entdecken, was uns wirklich am Herzen liegt (Kap. 5 und 6). Dadurch gewinnt unser Leben eine Orientierung, die es uns ermöglicht, in besserer Weise mit den Grenzen und Möglichkeiten unseres Lebens umzugehen. Zugleich werden wir offen für die Begegnung mit anderen Menschen (Kap. 7). Gerade in der Begegnung entdecken wir uns und werden immer mehr wir selbst. Offen werden wir auch für das, was das Leben hier und jetzt an Aufgaben für uns bereithält (Kap. 8). Und wir gewinnen die Kraft, Altes zu überwinden und Neues ins Auge zu fassen. Dabei entfalten wir unsere Fähigkeiten und Talente, und zwar unter anderem auch in der Verwirklichung von Zielen, die wir als gut und sinnvoll anerkennen können (Kap. 9 und 10).

Eine neue Offenheit gewinnen
Die beschriebenen Perspektiven führen – scheinbar paradoxerweise – zugleich immer weiter weg vom Tanz um das eigene Ich, den wir im Alltag so häufig mit der Ausdauer der Verzweiflung tanzen. Zwar kann der erste Schritt, die Befreiung von den Fesseln der eigenen Biographie wie ich sie im 3. Kapitel beschrieben habe, als Beschäftigung allein mit dem eigenen inneren Erleben beschrieben werden. Diese Beschäftigung jedoch wird uns, wenn wir uns in ihr nicht dauerhaft vergraben, gerade freier machen für den weitenden Blick auf die Welt und die anderen Menschen – und damit auch auf die möglichen und tatsächlichen Schönheiten und Aufgaben, die ˋda draußenˊ auf uns warten (Kap. 6, 7, 8). Neben unsere persönlichen Interessen und Bedürfnisse tritt all das, was wir jeweils auch unabhängig von uns selbst als wertvoll anerkennen können. Damit überschreiten wir uns selbst hin auf anderes – und gerade dadurch finden wir uns selbst (Kap. 6 und 8).

Neben diese Offenheit für das Wertvolle in der Welt kann ein veränderter Blick nach innen treten (Kap. 5). Dieser Blick rechnet damit, dass sich in uns – in Gestalt von Träumen, imaginativen Bildern, Märchen und Geschichten – Möglichkeiten gelingenden Lebens und hilfreiche Kräfte von selbst zeigen, wenn wir uns darauf ausrichten. Dabei geht es um ein Lauschen auf das, was hier und jetzt aus meinem Inneren an Möglichkeiten sinn- und wertvollen Lebens aufsteigt und von mir verwirklicht werden will. Auch in uns finden wir also nicht einfach nur uns selbst, sondern Inhalte, die uns übersteigen, die größer sind als wir selbst.

Was tun mit unseren Masken?
Was aber geschieht mit den Masken und Rollen, die unseren Alltag bestimmen, wenn wir in dieser Weise authentisch und selbstbestimmt leben? Nun, verschwinden werden sie nicht. Das wäre in vielen Situationen auch gar nicht wünschenswert. Schließlich müssen wir in vielen Situationen bestimmte Gefühle und Bedürfnisse zurückstellen und für uns behalten. Was würden wir z. B. von einem Richter halten, der den Angeklagten unmittelbar nach Verlesen der Anklage voller Wut anschreien und auf der Stelle verurteilen würde? Und was würden wir von einer Mutter denken, die Angst empfindet und daher bei ihrem Kind Trost sucht, einfach weil sie sich gerade so fühlt? Oder von

einem Chef, der sich in eine neue Mitarbeiterin verliebt und diese dann wieder und wieder zum Essen einlädt, obwohl sie seine Einladungen bisher jedes Mal klar abgelehnt hat? In all diesen Fällen müssen sich die betreffenden Menschen auf ihre Rolle besinnen, der Richter auf die Erfordernisse seines Berufs, die Mutter auf ihre Rolle als Mutter und der Chef auf den Respekt, den er allen Mitarbeiterinnen schuldet. Selbstbestimmt und authentisch zu leben, kann also nicht bedeuten, dass wir alle Gefühle und Bedürfnisse, die wir haben, einfach zeigen oder gar ausleben sollten. Es kann nur darum gehen, ein Leben zu leben, das im Großen und Ganzen unseren Werten und Bedürfnissen entspricht. Für die Masken, die wir tragen, bedeutet das letztlich, dass wir prüfen, ob wir sie gutheißen können oder nicht. Können wir hinter dem stehen, was die Maske zeigt? Hat sie vielleicht etwas damit zu tun, wer wir sind? Oder ist das nicht – oder nicht mehr – der Fall? Dann sollten wir sie ablegen und nach neuen Wegen suchen.

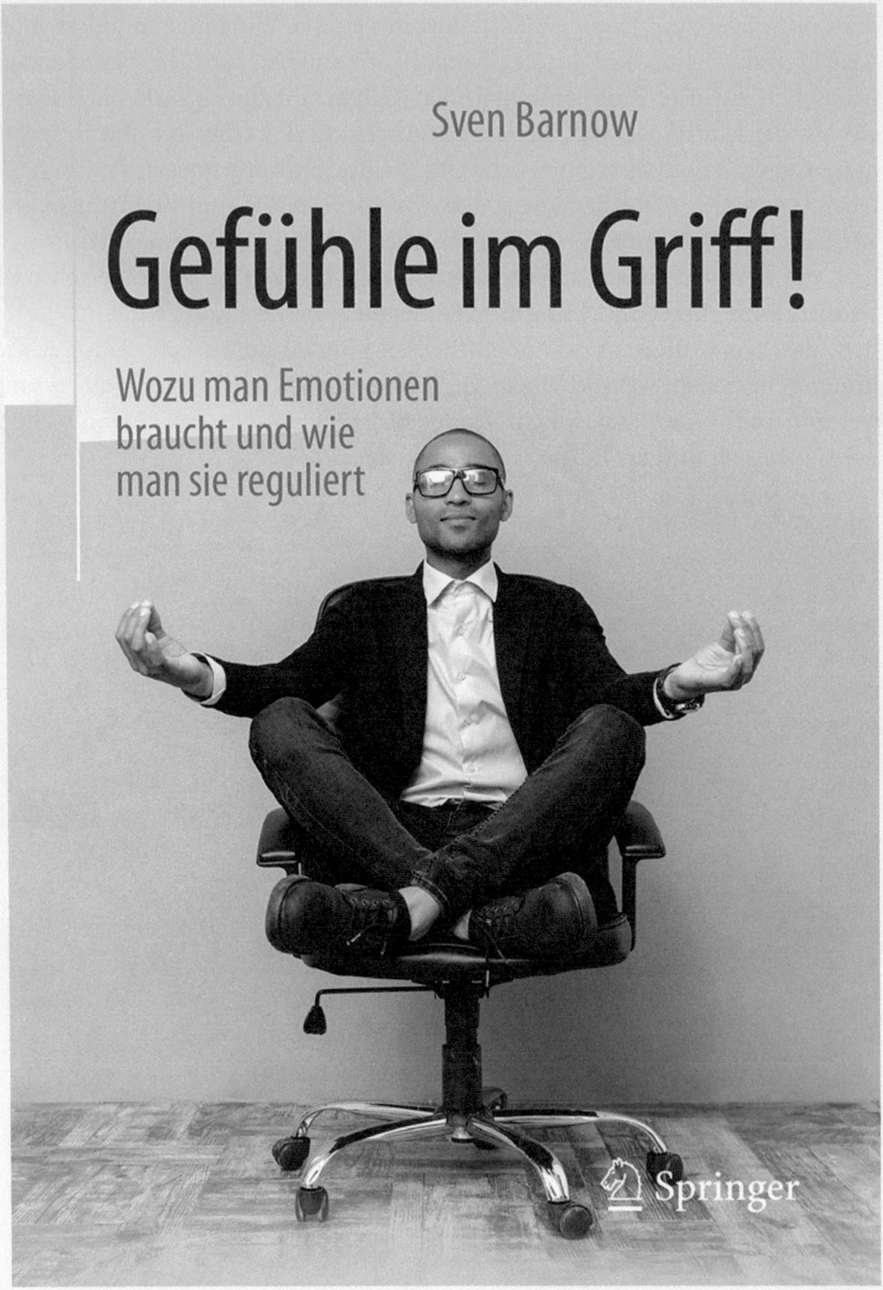

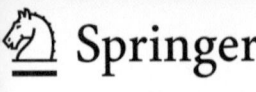

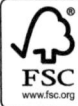

MIX
Papier aus verantwortungsvollen Quellen
Paper from responsible sources
FSC® C105338

If you have any concerns about our products,
you can contact us on
ProductSafety@springernature.com

In case Publisher is established outside the EU,
the EU authorized representative is:
**Springer Nature Customer Service Center GmbH
Europaplatz 3, 69115 Heidelberg, Germany**

Printed by Libri Plureos GmbH
in Hamburg, Germany